过敏漫谈

施　锐　编著

中国科学技术出版社

·北京·

图书在版编目（CIP）数据

过敏漫谈/施锐编著 . —北京：中国科学技术出版社，2009. 10
ISBN 978- 7-5046-5529-5

Ⅰ . 过… Ⅱ . 施… Ⅲ . 变态反应病 – 防治 Ⅳ . R593. 1

中国版本图书馆 CIP 数据核字（2009）第 174969 号

中国科学技术出版社出版

北京市海淀区中关村南大街 16 号　邮政编码：100081

电话：010 – 62103210　传真：010 – 62183872

http://www. kjpbooks. com. cn

科学普及出版社发行部发行

北京长宁印刷有限公司印刷

*

开本：787 毫米 ×960 毫米　印张：8.75　字数：166 千字

2009 年 11 月第 1 版　2009 年 11 月第 1 次印刷

印数：1—3000 册　定价：26.00 元

ISBN 978- 7-5046-5529-5/R · 1424

内 容 提 要

　　这是一本知识性和趣味性相结合的科普读物。适用于广大老百姓和基层医务工作者。本书内容新颖，旨在普及过敏知识和一些保健知识。为了使文字通俗易懂，配有近80幅漫画和照片，语言和标题尽力以通俗方式来表达。此外，本书分成过敏知识简介、如何认识和寻找过敏原、如何防治过敏、如何战胜过敏、过敏如何迈向健康等八个部分，全书约16万余字。

序

　　20世纪50年代，施锐先生在我国著名变态反应（过敏）专家张庆松领导下，首先在北京协和医院创建了变态反应（过敏）实验室和变态反应（过敏）门诊。60年代在临床工作中，观察到有许多过敏性鼻炎及支气管哮喘患者在秋季发作，究其原因何在？在中国科学院植物研究所张金谈等专家的帮助下，发现野草——艾蒿所产生的花粉粒在空气中漂浮，经患者吸入后引起过敏所致。从而明确北京地区秋季引起过敏性鼻炎和哮喘的病因是蒿属花粉。这一研究成果获得中国医学科学院的奖励。

　　施锐先生现虽已是耄耋之年，但笔耕不辍，最近除已出版《过敏与治疗》及《花粉过敏症》两部专著外，考虑到科学普及的重要，又与漫画家合作，完成《过敏漫谈》的创作。我有幸先读文稿，阅后认为这是一本具有较好的知识性和趣味性的科普读物，希望能得到读者的喜爱，并从书中获得裨益。

朱瑞卿

2009年8月1日

前　言

热心的读者读完本书之后，想必不难从中得到一点儿收获。作为普通老百姓的作者，理所当然地应当向"捧场"者表示感谢。

由于《过敏与治疗》、《花粉过敏症》两本书刚刚脱稿，考虑到它们太偏向于医学专业，对普通老百姓来说可能有点生硬，于是，将多年来收集到的书刊和资料拿出来整理，结果发现其中不少有关过敏的较新知识，可以结合我当年的工作经验写一本科普读物，供广大老百姓茶余饭后参阅。总希望有一本读物能给广大读者从休闲中得到一些精神食粮。我用了不到一年的时间，废寝忘食地将《过敏漫谈》一书编写完。期望这本书的出版能给一些读者带来人生的欢笑，因为它不仅能为读者奉上知识，还能送上健康。

在编写本书过程中我做过反复考虑和修改。原计划以文字配合动漫完稿，但后来有的出版社提出这样运作成本过高，于是打消了原来的念头。不过，为了便于普通老百姓浏览，经过个人构思，现将部分文字中插入了若干漫画和照片，不知道它能不能起到预期的效果，能不能满足读者的需求。虽然我心里一点儿底都没有，但我是尽心尽力了。敬请广大读者指正，请专家学者点评。

在编著本书过程中得到家人和亲友们的鼓励和帮助。特别需要提出的是王帅同志，为了使本书图文并茂，他精心地绘制了几十幅漫画。还有健康报社编辑张丽虹同志，她对本书进行了修订。由于他们的辛勤劳动，给本书的内容、质量和水平增添了"光"和"彩"。这里我还要感谢北京军区总医院耳鼻喉科兼变态反应室主任朱瑞卿医师为本书作序以及所有帮助过我的人。我要永远铭记他们的名字。

施锐

农历己丑年七月二十五日于北京

目　　录

第一章 过敏知识简介

一、过敏的定义

过敏也称变态反应（Allergy），这两个词原是同义词。但过敏一词通俗易懂，常被老百姓所称谓。例如有的人一喝牛奶就腹泻或出荨麻疹，又如每逢花粉季节，有的人就患鼻炎或哮喘，大家就称之为牛奶过敏或花粉过敏，但很少用"变态反应"这一词来表示。而"变态反应"这一词常被专业人员所采用，多见于著述之中。就这两个词的本义而言，概括地说是指我们身体的免疫系统对外来物所作出的一种过分的反应。然而，也有人将过敏与变态反应二词严格地加以区分，将人类接触自然界的某物质所诱发的反应称之为变态反应，将动物用人工诱发的反应称之为过敏反应。

1906 年奥地利儿科医生 Clemens von Pirquet 首先提出了"Allergy"这一词，他观察到，应用破伤风抗毒血清治疗破伤风时，多数患者获得了较好的疗效；然而，个别患者再次使用同一血清时发生了严重的甚至是致死的不良反应。于是，他认为，这一反应可能是患者的反应性发生了改变，以致机体出现了异常反应，由此提出了"变态反应"这一概念。随后，大量的动物实验反复证实了这种认识，变态反应学这门学科从此得以发展。

过敏反应（变态反应）的准确定义始见于 1957 年：它是由不同的免疫机理导致的对机体不利的生理过程。正常的免疫反应能对外界的异物（抗原）产生排斥，使机体得到保护，而过敏反应（变态过敏）则是机体对这类抗原物质的过强反应，从而导致组织损伤，产生轻重不等的危害。

二、过敏的起因

过敏反应是身体对一种或多种物质的不正常反应，而这类物质对大多数人是无害的。其主要起因为：

1. 过敏体质

过敏体质者在接触环境中的致敏物质后，体内可产生过多的特殊抗体，即免疫球蛋白 E（简称 IgE）。IgE 可以介导环境中的致敏物质（过敏原）与机体组织中的肥大细胞结合而发生反应，产生并释放过量的化学物质，继而产生过敏性鼻炎、支气管哮喘、花粉过敏症、过敏性结膜炎、荨麻疹、湿疹等。过敏反应一般分为Ⅰ、Ⅱ、Ⅲ、Ⅳ型。我们通常所说的过敏反应是指Ⅰ型过敏反应。

2. 过敏具有遗传倾向

一旦父母单方或双方为过敏体质，例如父母一方或双方患有支气管哮喘、过敏性鼻炎、荨麻疹、湿疹等过敏性疾病，其子女发生过敏的概率一般较大，甚至有的人会有祖孙三代隔代过敏的历史。

3. 日益变化的环境因素

据报道，目前在平均每五六个人中就有一人患过敏症，过敏患者的不断增加很可能与生活方式（如进食加工食品过多）、自然环境的变化（如吸入汽车尾气中的微粒）、生活节奏过快和精神过度紧张有关。

三、过敏与过敏原

过敏原亦称变应原，它们是同义词。过敏与过敏原存在着十分密切的关系。为了寻找过敏的原因，部分医生依赖制作标准化和纯化的过敏原来进行诊断和治疗。有了质量过硬的过敏原，才有可能得到较为令人满意的疗效。

在自然界和我们的日常生活中，过敏原的种类繁多，人们难以捕捉和得出较为精确的数字，即使以百位推算也不过分。为了便于人们了解常见的过敏原，现将其归纳成以下几个类型：

1. 吸入物过敏原

如花粉、真菌、动物皮毛及皮屑、羽绒、室内尘土和尘螨等。

2. 食物过敏原

如肉类（鸡鸭鱼牛羊猪等）、海鲜、禽蛋、谷类、葱蒜姜、螃蟹、奶和奶制品、坚果类、水果和蔬菜类等。

3. 接触性过敏原

如化妆品、染料、羊毛、乳胶制品等。

4. 昆虫过敏原

如昆虫毒液等。

5. 药物

如青霉素等。

值得注意的是，有些过敏原和过敏原之间还存在着交叉反应。我们在临床工作中已经观察到个别对牛奶过敏的患者，对牛肉过敏原亦呈阳性反应。又如对鸡蛋过敏的患者，同时也对鸡肉有反应。最近的国外研究显示，对树木花粉过敏的人，同时对该树木的果实或种子过敏。这说明对花粉过敏的人，同时对其食物会产生交叉反应。

四、过敏的主要症状

过敏的主要症状大致可分为以下几个方面：

1. 眼睛

眼痒、流泪、结膜充血、眼睑疼痛等。

2. 耳鼻喉

外耳道痒、鼻痒、喉痒、上颚痒、鼻堵、喷嚏、清水样鼻涕、鼻黏膜灰白和水肿等。

3. 肺

胸闷、气短、咳嗽、喘息等。

4. 皮肤

皮肤瘙痒，出现荨麻疹、湿疹等。

5. 消化道

胃痉挛、呕吐、腹泻、黏液便等。

6. 过敏性休克

头晕、恶心、呕吐、气促、全身出现皮疹，随后出现神志不清、四肢冰冷、血压下降等症状，这是过敏症最严重的表现。一旦出现上述症状，必须立即救治，不得延误，否则将会导致死亡。

7. 其他症状

头痛、疲倦、情绪低落等。

五、如何寻找过敏的病因

过敏反应的种类因人而异，同一种过敏原对张三来说可能引起荨麻疹，对李四来说则可能引发过敏性鼻炎。有的人往往不只对一种物质过敏。随着年龄的增长，过敏的症状也会随之发生变化，例如有的人幼儿时期患有湿疹病，到了成年时期湿疹没有了，却得了过敏性鼻炎或花粉过敏症，甚至出现哮喘症状。所以，有过敏病的人，从小就要注意找出病因，针对病因进行预防与治疗。但是过敏者无须过于紧张，目前已有实例证明，随着年龄的增长，有些人的过敏症状能有逐渐减轻或消失，虽然这只是个别的例子。

为了查清过敏的确切原因，医生常借助于以下方法：

1. 患者病史回顾

详细询问患者过敏反应的病史，以助于找出病因。

2. 体内试验

通过皮肤或鼻内、支气管激发试验来确定过敏原。而皮肤试验的准确率达不到百分之百，有时还会出现假阳性、假阴性反应，或迟发反应和不良反应。进行这些试验需要注射器和消毒设备。鼻内、支气管激发及食物刺激等试验则存在某些不安全隐患。

3. 体外试验

利用先进的全自动仪器，如帽状过敏原系统（CAP system）来寻找过敏原。体外试验的方法比较安全可靠，但仪器设备费用较高，程序较多，测定时间也较皮试长。这种方法很适用于儿童和晕针患者。

新近研发的过敏原芯片、嗜碱性粒细胞活化试验等新方法的效果还需进一步验证。

需要提醒人们注意的是，在进行皮肤试验之前，需停服抗过敏药、激素、抗喘药等。

虽然变态反应科的医生对于过敏反应的诊断和治疗做了大量的工作，但离让所有过敏患者的病痛得到缓解这个目标尚有一定的差距。

六、过敏重在预防

有资料显示，如果避开自然界或生活中的过敏原，人们发生过敏反应的概率能减少50%～70%。约1/3的过敏性鼻炎与支气管哮喘是同时或先后发生的。在支气管哮喘患者中，有2/3的人有过敏性鼻炎。所以说，过敏性鼻炎和支气管哮喘是同一气道的同一种疾病。如果我们不具备一定的知识，就容易将过敏性鼻炎与感冒相混淆，从而延误过敏性鼻炎的治疗时机，乃至迁延成哮喘。应当引起人们特别关注的是，它们对于儿童的生长发育影响尤为严重。

以下预防过敏的几项措施供大家参考：

（1）区分感冒和花粉过敏症。虽然两者症状有些近似，但感冒没有明显的季节性，一年四季都能发生；而花粉过敏症具有非常明显的季节性，每当空气中的花粉达到一定的浓度时就会出现症状；季节一过，症状立即减轻或消失。就是说，花粉过敏症每年不是春季就是夏季、秋季或两季之间才犯病，其余时间没有病症。只要我们摸清这个规律，提前进行预防和治疗，花粉过敏症的发生或发展一般是可防、可控、可治的。在此提醒有花粉过敏史的人注意，每逢花粉季节要尽量减少外出，如有条件可到没有致敏花粉的地区短住。

（2）设法避开过敏的食物。简单的方法就是食物过敏者要暂停食用过敏的食物。常引起儿童过敏的食物有牛奶、蛋类、花生、坚果、大豆、小麦、芹菜、西红柿和草莓等。有食物过敏症的成年人或较大的儿童应该吃得杂一些，经常只吃几种食物就容易导致对其他食物过敏。婴幼儿最好食用母乳喂养。至于如何判断食物过敏，可根据统一的金标准去鉴别，如激发试验等，但做激发试验时，必须备好一些急救措施。

（3）设法避免常年性引起过敏的过敏原。比如屋尘、尘螨、陈旧的枕垫、衣物和宠物皮屑及其排泄物等。人们要经常保持室内清洁，定期晒洗被褥和衣物，经常洗浴、洗发、剪指甲和洗手等。

（4）外出旅游前应准备好并随身携带抗过敏的药物，有食物过敏史者，在运动前要避免进食过敏的食物，如已进食过敏的食物而必须参加运动时，则要注意预防运动诱发的过敏反应，如过敏性休克等。运动前备妥抗过敏药和可自动注射的肾上腺素。

（5）对药物过敏者来说，要将自己过敏的药物牢记在心，在就医或看急诊时务必提醒医生和护士注意。最好将过敏药物的名称用红色笔标注在病历明处，以防使用药物不当，发生意外事件。不论因服用药物或接触其他过敏原而发生过敏性休克时，应首选注射肾上腺素进行抢救，而不是服用抗过敏或激素类药物。

七、过敏的治疗

过敏的治疗，一般来说，分为药物治疗、非特异性治疗和过敏原特异性治疗。

（1）避免接触过敏原，室内增添净化器等。

（2）药物治疗：西药为主，中药为辅或中药为主，西药为辅。

（3）过敏原特异性免疫治疗：注射逐渐增加剂量的过敏原，俗称脱敏治疗。新的尝试，主要包括口服热变性蛋白、口服免疫治疗、舌下含服治疗、基因工程重组蛋白治疗等。如使用小剂量花生抗原口服，逐渐增加剂量，最后实现脱敏。出于对安全性的顾虑，该措施适用的患者有限。

第二章 挑战过敏

第一节 先从人体免疫说起

一、免疫系统有哪些基本作用

现代医学研究证实，肠道内细菌在提高人体免疫力方面起着关键性的作用。虽然人体不断受到细菌、病毒及其他病原微生物的侵袭，还经常受到来自各方面的不良刺激和干扰，但是幸好人类有了一套完整的免疫系统，使我们人类拥有了抵抗各种病原微生物和外来不良刺激的能力，帮助我们从体内清除抗原、感染性微生物和生物活性分子，溶解外来细胞，从而保护我们机体的完整性。也就是说，保持了我们健康的体魄。

免疫反应则具有普遍性。就是说，人体在接种疫苗后，绝大多数人会产生免疫反应，从而使机体获得保护能力。例如给儿童接种麻疹疫苗、天花疫苗等（图2-1），能使宝宝的身体产生抗体。疫苗就是经过制备的微量病菌的死菌或活菌，把它们接种在人体后，身体所具有的免疫组织受到病菌的刺激就会产生抗体。这种抗体长时间存活在体内，就能达到预防疾病的目的。可以说，用疫苗接种预防疾病的原理归根到底还是人自身的免疫系统在起作用。这也就是婴幼儿从小就要定期打防疫针的道理所在。

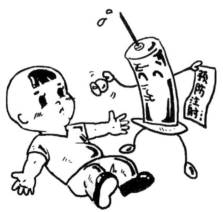

图2-1 预防注射

二、免疫与过敏是"师徒"

过敏在医学领域属于免疫学范畴。随着免疫学的不断发展,人们对过敏的发病机制有了进一步的了解。过敏与免疫好比"师徒",把免疫搞清楚,就比较容易认识过敏,否则,对过敏的认识就会一团漆黑。

早在1957年,人们就给过敏反应下了这样的定义:过敏反应是由不同的免疫学机制引起的对机体不利的病理生理反应。这个定义强调过敏反应是免疫反应的一个特殊类型。正常的免疫反应对机体起保护作用,而过敏反应对机体则起到破坏作用。

三、机体中的"免疫大军"

我们体内的"免疫大军"是由细胞免疫和体液免疫两支部队组成的(图2-2)。

细胞免疫是指T细胞在受到抗原或有丝分裂原刺激后,分化、增殖、转化为致敏淋巴细胞,并由此产生特异性的免疫应答反应。这种反应不能通过血清传递,只能通过致敏淋巴细胞传递。

体液免疫是指B细胞在抗原的刺激下,分化、增殖并转化为浆细胞,并由此产生特异性的免疫应答反应。浆细胞分泌抗体,抗体存在于体液中。这种反应可以通过血清传递,而且可以有补体参与反应。补体也存在于体液中。

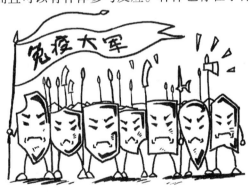

图2-2 免疫大军

四、人体免疫力与过敏

人体免疫力低下时容易患各种疾病,尤其是婴幼儿,因为免疫系统尚未发育完善,对各种病原微生物抵抗力低,所以易患各种呼吸道、消化道各种传染性疾病。老年人由于免疫系统逐渐衰退,免疫功能下降,也容易患各种疾病。

有人提出我们应当走出过敏是免疫力强的表现这一误区。他们提出,过敏反应是一种防御反应,在机体内时刻都在发生,绝大多数都是生理性的,防御失败时就会出现症状。因此过敏反应实际上是一种病理性增强，是相对的过强。

1. 提高免疫力的最佳方式

（1）增强体质。一是通过进行适度的体育运动来增强体质，提高自身的免疫功能。二要顺其自然，以天然食补为主，以药物为辅。

（2）注射疫苗。就是用人为的注射疫苗的方法调动体内的免疫力。有些人企图通过服用补品或药物来提高自身免疫力，结果有时适得其反。所以说，提高免疫力的方法因人而异，不宜盲目滥用补品和药物。

2. 预防过敏的措施

（1）积极找出过敏原，尽量避免再次接触该过敏原，是预防过敏反应发生的主要措施。

（2）应用脱敏（减敏）等方法，不外也是一种好的选择。

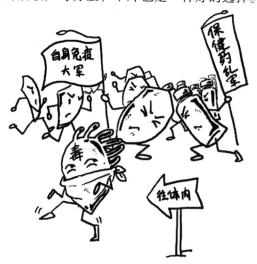

图 2 - 3　不乱服补药

第二节　揪出过敏的根源

一、过敏原如同定时炸弹

在过敏反应中，抗原（就是人们通常所说的过敏原，亦称变应原）是引起过敏反应的关键性诱发物。它进入机体后就像一颗定时炸弹，如果不及时清除或提前进行处置，就随时有爆炸的可能。一旦爆炸，后果不堪设想，严重时足以令人命送黄泉。过敏性休克就是最严重的反应，它能在数秒钟之内夺去最宝贵的生命。你说可怕不可怕？

过敏性休克是常见的急性突发事件，所以过敏性体质者更要加倍小心。一旦接触食物过敏原或某种药物，这些人会立即发生全身皮肤瘙痒、皮疹、喉头水肿，导致呼吸困难；由于发生急性心力衰竭而致心悸、大汗、眼前黑蒙、晕厥等症状。正确的抢救方法是：首选肾上腺素进行注射，而不是选择抗组胺药或皮质激素。

二、过敏元凶：免疫球蛋白 E（IgE）

1. 免疫球蛋白 E 的来龙去脉

随着免疫学研究的迅速发展，许多旧的免疫学观念得到改变，而且这门新兴学科的知识渗透到其他各有关学科，先后产生了免疫生物学、分子免疫学、免疫遗传学、免疫化学、免疫病理学、免疫药理学以及临床免疫学等，大大充实和更新了变态反应学的理论和实用技术，对变态反应性疾病的诊断、治疗及基础理论的研究产生了巨大的推动作用。

1906 年一学者首次用变态反应学的方法来表示由于接触了抗原而引起的异常反应。对于过敏反应的分型，以往是根据反应出现的速度而分为速发型与迟发型，但是这种分类方法不能反映事物的本质。因此，后来按照抗原与抗体或抗原与细胞反应的方式，包括补体系统是否参与反应过程等，将过敏反应分为：Ⅰ型——反应素型、Ⅱ型——溶细胞型或细胞毒型、Ⅲ型——免疫复合物型或血管炎型、Ⅳ型——迟发型或细胞反应型。这种分类法不仅使这类疾病的发病机制得到阐明，也对防治过敏奠定了理论基础。

这里重点谈谈Ⅰ型过敏反应，它是过敏反应中最常见的一种类型，也称Ⅰ型变态反应，即亲细胞抗体吸附于肥大细胞、嗜碱细胞表面。所谓亲细胞抗体被称为反应素，这种反应素属于免疫球蛋白 E，可见于人体特异性过敏反应（图 2-4）。

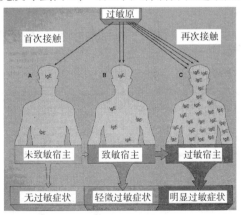

图 2-4　IgE 与致敏和过敏示意图

一些特异性个体在接触抗原时可发生持续性的 IgE 反应。这些个体不仅能对抗原产生大小不同的 IgE 反应，而且能对抗原再次发起的攻击显示回忆性 IgE 反应。而非特异性个体对抗原则不产生明显的 IgE 反应。此外，当过敏症患者再次接触抗原时，抗原与吸附于细胞上的 IgE 抗体相结合，并在细胞表面发生抗原抗体反应，导致肥大细胞和嗜碱性粒细胞的脱颗粒现象，并释放出各种介质，如组胺、过敏性嗜酸性粒细胞趋化因子、高分子量中性白细胞趋化因子、过敏性慢反应物质、前列腺素、血小板激活因子、缓激肽等。这些介质作用于效应器官，比如鼻黏膜、眼结膜和支气管等，使这些组织发生水肿、血管扩张、平滑肌痉挛和嗜酸性粒细胞浸润等，并产生相应的临床表现。目前已知，组胺是花粉症引起的鼻部过敏症状中最重要的介质，应用抗组胺的药物可控制部分过敏症状。

免疫球蛋白 E 是人血清中含量最少的一种免疫球蛋白，其含量常以国际单位（IU）来表示。1 国际单位等于 2～4μg。西欧国家的正常成年人血清 IgE 为 300ng/mL，显著低于其他国家报道的水平。婴幼儿和儿童的 IgE 正常水平是较低的，新生儿的 IgE 含量为 0～10 IU/mL，1 岁时多数为 10～20 IU/mL，4～5 岁时可达到成人水平，12 岁时达到最高水平，以后再降至成人水平。在婴幼儿阶段，总 IgE 水平增高预示可能会产生特应性疾病。初步测定表明，当 1 岁时 IgE 水平达到 20～100 IU/mL 时，这名儿童将来很可能会发生过敏性疾病。

（1）血清和鼻分泌物中的免疫球蛋白 E。血清 IgE 哮喘伴发湿疹或花粉过敏症伴发湿疹时，患者体内 IgE 的含量要比单纯哮喘或单纯花粉过敏的患者高。常年有哮喘症状者，IgE 值高于仅在植物授粉季节中有症状者。不同抗原刺激人体产生 IgE 的能力也是不同的，例如屋尘和真菌是较弱的抗原，而动物皮屑和花粉则是较强的抗原。

国外研究发现，对花粉有过敏反应的儿童在植物授粉季节的血清 IgE 会迅速增加；到植物授粉季节过后，其血清 IgE 水平会缓慢下降，特异性 IgE 的改变尤为明显。

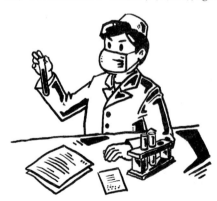

图 2 - 5　擤鼻涕做化验

过敏性鼻炎鼻或哮喘患者的鼻分泌物中都含有 IgE。在植物授粉季节中，花粉过敏症患者鼻分泌物中 IgE 的量常比非过敏者高。据报道，有人在禾本科植物授粉季节中，对梯牧草过敏的鼻炎患者进行了观察，结果在其血清和鼻分泌物中测出 IgE、IgA 和梯牧草特异性 IgE 抗体。在植物授粉季节中和授粉季节后，其血清和鼻分泌物中的总 IgE 和特异性 IgE 抗体的量也比其他季节的高（图 2 - 5）。

（2）免疫球蛋白 E 与免疫治疗。从以

下三个实例中，我们不难看出免疫治疗（图2-6）与免疫球蛋白E的变化密切相关。

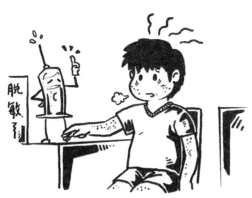

图2-6 给患者打脱敏针

1）一些研究人员对20名哮喘或过敏性鼻炎的儿童在灯心草免疫治疗期间和治疗后血清总IgE和特异性IgE浓度进行了研究。结果发现，大多数患者在治疗开始后的2~4周，总IgE和特异性IgE抗体量均有所增加（平均为41%），有些人特异性IgE抗体的增加比总IgE更加显著。有的报告指出，经过长期免疫治疗后，IgE水平会逐渐下降；在开始治疗后的第一年到第五年间，IgE水平下降得最为明显，并且可持续20年之久。

2）有学者发现，某些经过免疫治疗的患者，在头2~3个月IgE抗体含量明显增高，而后逐渐降到原来水平。经过2年治疗后，2/3的患者IgE的含量明显降低，其余患者仍维持原量不变。在长期接受治疗的一些儿童中，IgE抗体的含量几乎不变或轻微降低，且无季节性改变。有些经长期免疫治疗者，在植物授粉季节其反应虽被抑制，但治疗中止后，这种反应又很快恢复。

3）还有人在禾本科植物授粉季节前后和季节期间，将18名对梯牧草花粉过敏的鼻炎患者分成两个组进行研究。在季节前进行免疫治疗时，治疗组的8名患者的血清梯牧草的特异性IgE抗体含量比未治疗组的10名患者明显增高；而在进行治疗时，治疗组在植物授粉期间和以后的特异性IgE抗体含量明显减少。患者在进行免疫治疗期间，血清中的IgG和IgA含量明显增高。

总之，利用具有针对性的抗原进行免疫治疗，是对付IgE的一种有效方法。免疫治疗可使过敏患者临床症状得到改善。IgE的量（滴度）在免疫治疗开始时升高，以后下降，但这些现象彼此间似无定量关系。因此，在免疫治疗过程中，IgE的测定既不能预告病情轻重，也不能预示临床症状改善的程度。

第三节　过敏的道白

一、揭开过敏和过敏体质的面纱

1. 过敏和变态反应是一回事

人们以往把过敏现象叫过敏，而今又叫做变态反应。这两种叫法有时可把人弄糊涂了。如果有人对牛奶过敏，那么说这个人是对牛奶发生变态反应了，怎么听怎么别扭。而如果叫过敏，尽管只有两个字，却就把意思表达清楚了（图2-7）。

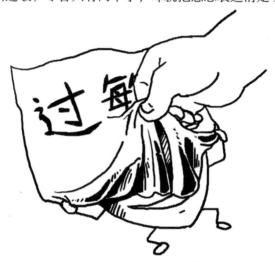

图2-7　揭开过敏的面纱

于是有人问，究竟什么叫过敏？什么叫变态反应？它们之间到底有没有区别？前者的英文为hypersensitivity，后者为allergy。单从字面上看，它们之间多少有点差异。对变态反应一词有认识的人估计不超过50%，而知道过敏一词的人可占80%~90%。从这个意义上说，对过敏的认识较为普及。

2. 什么叫过敏体质

在搞清"过敏"与"变态反应"两名词之后，就会有人好奇地问，为什么有的人得这种病，而有的人却能幸免于难，这要先从"过敏体质"说起。有人将容易发生过敏反应和过敏性疾病而又找不到病因的人，称为"过敏体质"。但是偶尔对某种已知因素发生高反应性，则不能称为"过敏体质"。

3. 过敏体质的一般表现

有过敏体质的人，可发生各种类型不同的过敏反应，如过敏性鼻炎、过敏性哮喘、荨麻疹、对某种药物过敏引发的药物性皮炎，还有特应性皮炎等等。它们的发生有时仅为一种病，有时则是两种不同的疾病同时并存。它们不分男女老少，不分年龄段，但他（她）们之间会有差异，有的过敏病是男多于女，有的则是女多于男，也有的病婴幼儿多于成年人或老年人。其中有的是即发型反应（又称速发型），有的是迟发型。速发型发病时间为几秒至几分钟不等，而迟发型则为 24～72 小时。所以有过敏体质的人，在生活中要格外地注意过敏反应的发生。

二、过敏体质的免疫特征

由于造成"过敏体质"的原因错综复杂，一两句话也说不太清楚，但从免疫学的角度看，过敏体质者有以下几大特征。

除了免疫球蛋白 E 在过敏反应中的存在已被确认外，还有 T 辅助细胞 1 和 T 辅助细胞 2 的平衡问题。

大家都应当知道，呼吸道过敏性疾病的发生源于过敏原特异性 T 辅助细胞的分化发生偏移，最终使体内 T 辅助细胞 1 和 T 辅助细胞 2 反应失衡，表现为以 T 辅助细胞 2 反应为主。因此免疫治疗的目的应是调节 T 辅助细胞的分化，使 T 辅助细胞 1 和 T 辅助细胞 2 的反应重新恢复至正常的平衡状态，因而免疫治疗理论上有三种机制可达到治疗目的：一是使 T 辅助细胞 2 反应减轻；二是使 T 辅助细胞 1 的反应加强；三是使 T 辅助细胞 2 反应的减轻和 T 辅助细胞 1 反应的加强相结合。所以说免疫治疗可以引起 T 辅助细胞 2 类淋巴细胞明显地向 T 辅助细胞 1 类淋巴细胞转换，从而终止过敏反应炎症的过程（图 2-8）。

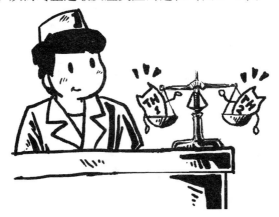

图 2-8　Th1 与 Th2 平衡学说

对于食物过敏其广为人们接受的学说是"卫生假说"，即环境变得越来越干净，儿童接触到的微生物越来越少，导致机体针对感染的 Th1 型免疫应答降低，在接触食物抗原时易发生 Th2 型免疫应答，出现过敏反应。

1. 胃肠道有多种消化酶

正常人体胃肠道具有多种消化酶，使进入胃肠道的蛋白质性食物完全分解后再吸收入血，而某些"过敏体质"者缺乏消化酶，使蛋白质未充分分解即吸收入血，致使异种蛋白进入体内后引起胃肠道的过敏反应。此类患者常同时缺乏分布于肠黏膜表面的保护性抗体——分泌性免疫球蛋白 A，缺乏此类抗体可使肠道细菌在黏膜表面造成炎症，这样便加速了肠黏膜对异种蛋白的吸收，从而诱发胃肠道的过敏反应。

2. 组胺酶

正常人体内含有一定量的组胺酶，它对过敏反应中某些细胞释放的组胺（可使平滑肌收缩、毛细血管扩张、通透性增加等）具有破坏作用。因此正常人即使对某些物质有过敏反应，症状也不明显，但某些过敏体质的人却缺乏这种组胺酶，对引发过敏反应的组胺不能破坏，从而表现为明显的过敏症状。造成上述免疫学异常的根本原因常与遗传密切相关。

三、奇妙的遗传因素

对于遗传，最简单的解释是：生物体的构造和生理机能等由上一代传给下一代。过敏可分为先天性的和后天性的，先天性是指过敏是由遗传基因而来，后天性则是指患者并无家族过敏史，而本人患有过敏病。两者存不存在个体差异，应当说是有的。过敏与遗传是非常复杂的，有的过敏者，三代家族同有过敏史，祖父或祖母对某一种东西过敏，父亲对另一种东西过敏，而本人又对其他东西有反应，但也可能是与上代人相同的过敏原。有的人是隔代有过敏史。有的甚至无家族过敏史，这类人就比较复杂，因为这有可能是上代人对"过敏"并不了解，所以忽略了过敏病的存在或发生。如仅凭这一点似乎不好判定过敏与遗传的关系。当然过早地下结论是不科学的（图 2 - 9）。

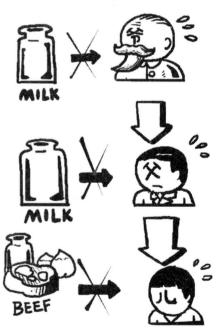

图 2 - 9　祖孙三代过敏

如果妈妈有家族遗传过敏史，那么从孕期就要开始防孩子过敏。最近有专家建议，妈妈在怀孕和母乳喂养期间，最好不吃鸡蛋、花生和花生制品；孩子出生后延迟增加辅食的时间。另外，孩子最好在 1 岁之前不吃奶制品，2 岁之前不吃鸡蛋，3 岁之前不吃花生酱和海鲜品。一旦按照这样的方法喂养孩子，会不会造成婴幼儿的营养不良，这还要向营养专家咨询，按照专家的意见保持婴幼儿的合理饮食搭配。

有一份家族及孪生过敏史的调查报告指出：在患过敏性疾病的人群中（包括哮喘、花粉过敏症、特应性皮炎、荨麻疹、食物过敏和部分常年性鼻炎），他（她）们均具有家族过敏史。国外还有的报告称，有过敏性疾病的 504 例患者中，48.4% 有家族过敏史（患有花粉过敏症、支气管哮喘、特应性皮炎等）。无过敏性疾病的人群中，仅占 14.5% 患有这些病。

过去我国有人对 546 例哮喘患者进行分析，结果发现，其中具有家族过敏史者共 278 例，占 50.9%（哮喘占 37.5%，过敏性鼻炎及荨麻疹占 13.4%）。1979 年上海另一份报告称，在 1 199 例哮喘患者的统计中发现，589 例有家族过敏史（包括哮喘、过敏性鼻炎及其他过敏病），占 49.12%。

日本研究人员在一份研究报告中指出，在 1 000 名哮喘儿童中，其三代家族史，即祖父母、叔父母范围内的调查结果显示，与孩子同样患有哮喘的父母占 9.3%，祖父母占 26%，兄弟占 9.5%，叔父母占 8.5%。从这些数字看，家族患病率已高达 50% 以上。在健康孩子的家族中，哮喘的发病率约占 20%，而哮喘孩子家族的发病率高达 2.5 倍以上。

一份近代问卷调查显示，北欧人孪生遗传因素发展为哮喘的比率可高达 62% ~ 79%，其哮喘发病率为 4% ~ 18%。

国内有人曾做过一例过敏病家族系谱遗传因素调查，结果发现第一代母亲患有食物过敏，吃红小豆、花生后嘴唇肿胀起疱，且对药物过敏，服消炎片后，引起血小板减少症。第二代长子患常年性过敏性鼻炎及支气管哮喘，查致敏原为屋尘及螨，并对甲氰咪胍（西咪替丁）药物过敏，服后引起溶血性贫血。第二代女儿对磺胺药物过敏，服后引起舌缘溃疡，避免后，病情得到控制。第三代外孙患花粉过敏症，皮试对夏秋花粉阳性，第三代孙患婴儿湿疹（特应性皮炎）（6 个月大时），位于耳下及脸颊，对牛奶、鸡蛋过敏，幼儿至学龄前时（6 个月大后至 7 岁），又发作哮喘。

根据上述病例所见，过敏性疾病与遗传的问题是复杂的，不能单一用孟德尔定律来解释。但国内通过对哮喘家系的调查和分析，已肯定哮喘与遗传关系密切。

四、特应症与遗传关系密切

1. 什么是特应症

简单的解释是：机体由于遗传所决定的超敏感反应，或是机体对多种外来抗原能产生过多的特异性免疫球蛋白 E。

在特应性疾病的世代中，在遗传和环境两者中，很明显地包含着许多因素。某些因素可导致特异性 IgE 形成和过敏原皮试阳性，而其他因素如病毒感染等，在疾病的发展和症状的出现也是有关的。

在人体应用过敏原皮试，测定特异性 IgE，用于遗传因素的研究是有价值的。对一组过敏原皮试所产生的速发风团和红晕反应，亦能用于决定人群中特应性过敏反应的流行病学。

结论认为，特应症的原意为"奇特或不平常的"，但事实上，它相当的普通。相反，它又是奇特的，因为大概 70% 的人群，不管 IgE、肥大细胞和生物化学介质如何，也从未变成特应症者。

2. 免疫球蛋白 E（IgE）受遗传基因控制

在人类过敏反应性疾病中，是经常有家族特应性体质的。事实上，这里存在着两种类型的人：一种是血液循环 IgE 量很高的人，是容易得过敏反应性疾病的，另一种为低 IgE 者，似乎这对过敏性疾病起有保护的作用。特应性体质在男人中要比女人更多，而 IgE 量的几何平均数男人则更高。

在某些有高水平 IgE 的人中，研究其遗传因素时，常可见到这些人受到一些环境因素的影响，如呼吸道日常接触过敏原（花粉等）的数量，小儿病毒感染，人工喂奶等有关。这些环境因素均有利于过敏性疾病的发生。

有的研究已证明，在近亲繁殖鼠 IgE 抗体形成时有两个不同的遗传基因控制，两个遗传控制基因之一，在人类也显示存在。所以人类产生 IgE 能力可由一基因来控制，该基因存在两个可能的等位形式，隐性的和显性的。隐性等位基因纯合子的人，有高的 IgE 水平，而对显性基因异型合子或纯合子的人 IgE 水平则低。隐性等位基因的人，当外来抗原刺激时，将产生过量的 IgE（图 2 - 10）。

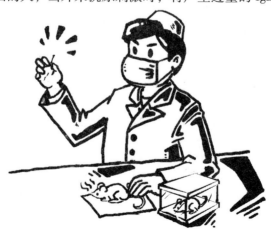

图 2 - 10　遗传基因动物实验

五、引起过敏反应的物质是什么

1. 过敏或变态反应是如何发生的

产生过敏反应症状的元凶是免疫球蛋白 E，前面章节中已经简单地介绍过。至于为什么会发生过敏反应则是免疫球蛋白 E 抗体和抗原一经结合，化学介质便从肥大细胞中释放出来。化学介质：有组胺、慢反应物质（SRS－A）、嗜酸性粒细胞趋化因子（ECF－A）、5－羟色胺等。嗜酸性粒细胞趋化因子是一种低分子的肽类，它储存在肥大细胞或嗜碱性粒细胞的颗粒中，当出现 I 型过敏反应时便释放出来。它的作用是吸引嗜酸性粒细胞。嗜酸性粒细胞能吞噬抗原－抗体复合物及其颗粒。组胺与过敏性鼻炎有着密切的关系。

当某种抗原侵入具有过敏体质的人体后，人体的淋巴细胞便分裂成生产 IgE 的工厂，而 IgE 的产量则需依靠 T 辅助细胞和 T 抑制细胞的调整，但是有过敏反应的人 IgE 被大量制作，生产出来的 IgE 又与肥大细胞附着在一起。在这种情况下，抗原再次侵入体内时，附着于肥大细胞的 IgE 立刻和入侵的抗原发生反应，与抗原紧密结合，由于这种刺激使肥大细胞的内容物释出，这就是人们常说的介质。这些化学物介质可引起支气管哮喘或过敏性鼻炎的发作，但这些症状的发作也可以由一些非特异性的刺激引起。如冷空气、空气污染，甚至情绪波动等。这时发生的肥大细胞介质释放就不属于免疫性的，而属于非免疫性。

2. 组胺的特殊功能

化学物介质具有各种不同的功能。具有代表性的是组胺，组胺具有使平滑肌收缩、血管扩张的作用。平滑肌存在于人体内脏和支气管等部位，因此组胺释放出来后，平滑肌收缩，支气管径变狭窄，呼吸困难，咳嗽等引起哮喘的发作。还有血管扩张后一部分血液从血管中渗出，可以引发荨麻疹、鼻黏膜肿胀等。依据组胺作用的不同部位，可出现支气管哮喘、荨麻疹、过敏性鼻炎等表现。IgE 就是这样促使组胺等化学物质释放并引起过敏反应症状，而且身体为了防止这些化学介质的过强活动，准备了环磷酸腺苷（cAMP）和环磷酸鸟苷（cGMP）两种物质来控制化学介质。cAMP 的功能加强时，肥大细胞难以释放出化学介质；相反，cGMP 的功能加强时，释放活跃进行。有过敏反应体质的人，可能是 cGMP 的功能异常而导致化学介质的大量释放，这一观点已被人提出。

六、过敏焉知非福

1. 冤家路窄的过敏与肿瘤

经验告诉人们，免疫力低下的人才容易得肿瘤，而过敏者往往免疫力"超强"，其肿瘤发病率较低。于是有人推断，过敏可能具有抗肿瘤的作用。但过敏和肿瘤之间到底有没有关系？自 20 世纪 50 年代起，就有不少国外学者对这一课题予以关注。

1972 年有人发现 150 名肺癌患者的花粉过敏症、哮喘、湿疹、荨麻疹及食物过敏的发生率比对照组低 7 倍。

1973 年，另外有人在 546 名癌症患者和 553 名非癌症患者的对照研究中发现，癌症患者组的过敏发生率比非癌症组低 3 倍多，分别为 4.9% 及 15%。他推测，既然过敏者对普通过敏原容易发生过高的免疫反应，那么，这些人对癌抗原也会发生免疫反应，从而及时破坏并消灭突变细胞，使他们能减少患恶性肿瘤的机会。反之，癌症患者免疫功能低下，那么，他们对普通过敏原也会很少或者不发生反应。

2. 致敏有望预防肿瘤

之后，研究人员经实验证明，由非肿瘤特异性 IgE 所致的肿瘤内部被动局部过敏反应，能引起瘤内血管扩张和巨噬细胞，淋巴细胞及抗体等免疫物质增加，从而增强机体的抗肿瘤能力。这一观点得到临床工作者的支持。

1979 年国外有人分析了近 400 名各种癌症患者的呼吸道过敏史，并以 303 名年龄、性别相应的非肿瘤患者作为对照。结果发现癌症患者呼吸道过敏的发病率远低于对照组。

此外，已有较多的临床研究结果证实，过敏性哮喘与肿瘤之间存在着某种关系，这很有可能哮喘患者具有抗肿瘤的免疫预防机制。其他研究还证实呼吸道过敏的患者在某种程度上，对内胚恶性肿瘤的发生也有预防的作用。

1983 年两位国外学者提出，特应症对何杰金病的存活具有一种良好的预后因素。

之后，外国研究人员曾将鸡卵清蛋白用氢氧化铝吸附后，给小鼠免疫和超免疫。然后将 3 - 甲基胆蒽注入小鼠皮下以诱发纤维肉瘤。结果证明，用 EA 免疫的小鼠肿瘤发生率比未致敏的小鼠明显降低；即使诱发了肿瘤，其存活时间也大大延长了。据推测，伴随着能使血管渗透性增加的组胺和 5 - 羟色胺等化学介质的释放，肿瘤内的细胞毒效应也能有所提高。

近期加拿大在一项胰腺癌病例对照研究中发现，既往患过敏症的患者与胰腺癌危险降低相关，而其中男性的相关性强于女性。但有哮喘史者与胰腺癌危险不相关。研究者认为，该发现有助于理解胰腺癌发病中的生物学机制。

2000 年，我国研究人员对鼻咽癌患者与过敏性鼻炎患者的临床参数进行了探讨，结果发现过敏性鼻炎组患鼻咽癌的概率很低，其机体的免疫状态与肿瘤的发生、发展有密切关系，从而提示，免疫反应的增强，可能具有免疫监视作用。

2005 年，一项流行病学研究指出，过敏对直肠癌具有防护性作用。另外多数研究报道，过敏对胰腺癌也有防护作用，然而有过敏史者，患肺癌的风险相对地增加。

2007年，美国研究人员在美国衣阿华州一项妇女健康研究中发现，有过敏史者，与肠癌发病率风险减少相关，他们的观点是，过敏史可以反映出人体免疫监视的提高。

同年，瑞典伟哥特兹博士等使用5个欧洲国家的资料，分析了过敏病史和神经胶质瘤和脑膜瘤发病率之间的相关性。研究发现，过去的哮喘、花粉过敏症、湿疹或者其他过敏病史，可以将神经胶质瘤发病率降低30%。除了湿疹会使脑膜瘤发病率降低以外，过敏和脑膜瘤发病率没有明显相关性。有一种过敏疾病的患者，神经胶质瘤发病率降低24%。有三种或者更多过敏疾病的患者，神经胶质瘤发病率降低48%。与未使用治疗组患者相比，使用眼睛滴液或者鼻喷液治疗花粉过敏症的患者，神经胶质瘤发病率明显降低。但是使用口服抗组胺药物或者抗过敏药物的患者，发病率没有明显降低（图2-11）。

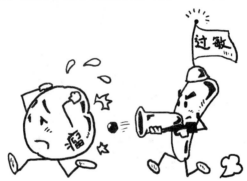

图2-11　过敏攻击肿瘤

3. 以致敏征服肿瘤已现曙光

更为有趣的是，伯廷研究人员将盐酸组胺注入带有3-甲基胆蒽诱导的纤维瘤的小鼠体内，居然使其肿瘤生长速度大为减缓，因为经组胺处理后，小鼠的肿瘤组织内发生了大量的急性出血性坏死。

在此基础上，他又每日给一组带瘤小鼠经腹腔注入组胺、甲硫咪胺、组胺＋甲硫咪胺和新安替根。另一组注入5-羟色胺和二甲麦角新碱。结果前组小鼠肿瘤的生长受到抑制，存活时间比后组小鼠明显延长。

后来伯廷还发现，进展性的原发癌或转移癌病人的血组胺水平较低。因此他认为，连续检测病人的血组胺水平，可作为评价疾病进展的一种手段。

以上实验研究尽管没有得到IgE增高确有抗肿瘤作用的更多证据，但进一步明确了人体IgE介导的过敏反应有抑制肿瘤发展的可能。同时，可以考虑将测定血清IgE或组胺作为检测肿瘤患者免疫状态的一项指标，以便得出各种肿瘤患者不同时期 IgE 或组胺水平的数据。

　　我们在恶性淋巴瘤患者血清总免疫球蛋白 E 水平的检测中发现，血清总 IgE 的升高与恶性淋巴瘤密切相关。这可能是细胞介导的免疫反应受到干扰时的一种反应。现已证明 IgE 的产生是受 T 抑制细胞（Ts）控制的。Ts 细胞功能失调或 Ts 细胞水平降低时，体内 IgE 浓度会异常增高。这一结果支持了血清总 IgE 升高与 Ts 细胞减少之间相关的假说（图 2 - 12）。

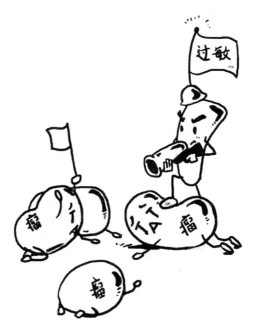

图 2 - 12　过敏有望征服肿瘤吗？

　　毋庸置疑，科学幻想有时也能推动科学的进步与发展。我们曾经设想有朝一日能够应用过敏的学说来征服肿瘤，即把各种不同的肿瘤细胞制成疫苗或混合疫苗用于肿瘤的免疫治疗。目前这种设想已经部分地变成现实，2008 年诺贝尔医学科学奖因此而颁发给了德国和法国的科学家就是明证。

第三章　警惕过敏

过敏反应的症状不是固定的，它会随着年龄的增长和身体状况而改变，例如婴幼儿时期你原先得的是湿疹病，而长大后，你的湿疹却没了，但出现了过敏性鼻炎或哮喘。

从表面上看，湿疹和哮喘具有天壤之别，但是如果你有过敏体质的基础，这只不过是过敏反应不同形式的表现而已。容易患湿疹的婴幼儿，他（她）们的黏膜抵抗力很弱，不仅容易患感冒，而且患感冒后也不容易痊愈，并容易引发气管炎、鼻炎，发展下去就会出现呼吸哮喘，一般易发生于3～5岁。国外最新的一项报告指出，过敏反应性鼻炎症状可显著影响患儿的生活质量，这些患儿常出现睡眠障碍、活动受限、缺课天数增多及体能状态较差等情况。

也不是人人如此，有的孩子就不发生这些病症。出现婴儿湿疹的孩子还容易发生腹泻、腹痛，是由过敏反应引起的胃肠道反应。所以，家长应充分注意饮食和环境因素，例如尽量用母乳喂养，而不用牛奶或奶粉进行人工喂养，家庭环境要经常保持清洁卫生等。

第一节　过敏病发病概况

无论男女老少，不论哪个年龄段，不论何种职业，不论哪个地区，过敏症患者均不在少数。根据1957年和1979年北京地区正常人群过敏反应的发病调查报告提示，其总发病率分别为48%和37%。以哮喘为例，1979年，在上海两个街道居委会10多万居民的调查中，发现哮喘患者723人，占被调查者总数的0.69%。1980年，在北京地区6 563名人群中，发现的患支气管哮喘者占5.29%。据最新报道，目前我国哮喘发病率为0.4%～5.0%。辽宁、广东、河南的成人患病率分别为0.90%、0.99%和0.82%。对城市4岁以下儿童调查表明，儿童哮喘患病率从1990年的0.91%上升至2000年的1.50%。上海市儿童哮喘患病率高达4.52%，而粤西农村成人哮喘患病率也高达6.0%。

美国一项统计数字显示，在美国全国约有3 100万人患有各种急性过敏反应性疾病。其中哮喘病患者约860万，占全国人口的4%左右。有人对400名大学生和护士进行调查，发现过敏性疾患者占35%。而据Vaugham统计，过敏病在人群中的发生率高达60%。在同一国家，不同地区的发病率是有差异的，例如在美国西北部，大学生的哮喘及过敏性鼻炎患者占17%，中西部为20%，东北部为25%。

另据报道，近10年来，不论在美国，还是在英国、澳大利亚、新西兰等国，哮喘病的发病率和死亡率均呈上升的趋势，尤以儿童最为显著。世界患病率差异较大，大约在0.3%～9%。我国儿童的患病率为0.5%～2%，个别地区达到5%。全世界约有1亿多人患有哮喘。因此，哮喘已成为国内外十分重视的研究课题。

第二节　百姓谈过敏

老百姓能将过敏描述得淋漓尽致，生动活泼；例如说过敏是"痒"字当家。不论你是过敏性鼻炎、过敏性皮炎，还是过敏性气管炎、过敏性外阴炎或昆虫叮咬，都离不开一个"痒"字。不信你看：鼻子一痒就打喷嚏；嗓子一痒就想咳嗽；咳嗽久治不愈，就转换成气管炎；气管炎久治不愈，就发展成哮喘；蚊子叮完，蜜蜂蜇完给你留下的还是痒痒痒。皮肤一痒，人们就想抓，一抓，两抓，三抓还不解痒，于是越抓越痒，越痒越抓（图3-1），形成恶性循环，弄得你"里外不是人"没法收拾。

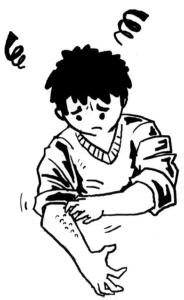

图3-1　防止越痒越抓恶性循环

说起痒真让人难忍。常言说得好，久病成医。你现在就是半个大夫了，不过你比大夫对"痒"的体会更深。如果向你请教，怎么解决"痒"？你可能就不一定能说清楚了。

"痒"是皮肤过敏的一种表现。有人别有风趣地形容说不过敏的人"皮厚"，所以，蚊子咬完你就跑，你也没事。但能说你皮肤嫩薄就容易过敏，你皮肤厚就不容易过敏吗？

这里要解释一下，不能把所有过敏表现都归罪于"痒"，因为引起皮肤瘙痒的病种还有很多，如肾病尿毒症和肿瘤等。但这些皮肤瘙痒与过敏引起的皮肤瘙痒多少有些差异，肿瘤的痒多为突发性和顽固性的，用任何止痒药，均无济于事，而且全身痒多于局部。过敏引起的痒则局部多于全身，用止痒药后，病情可以得到缓解或痊愈。但由过敏性休克引发的痒则是全身性的。

第三节　几种过敏病的临床表现和基本对策

一、花开时节鼻炎多

每逢春暖花开、酷暑花香或秋高气爽、鲜花怒放的时节，总有些人感觉鼻子里面奇痒难忍，非要用手揉它几下子才解气，才舒坦。患儿尤为严重。图 3 - 3 和图 3 - 5 是用手揉鼻时的表现，患儿用手掌将鼻尖上推，不仅减少痒感，还可以加宽鼻腔空间，使鼻通气得到改善，此称过敏性姿态。长期向上推鼻，会使人产生横贯鼻梁的皮肤皱褶，称鼻皱褶（图 3 - 4）。在下眼睑的眼睑沟，皮肤有时可出现一圈黑晕。这可能是由鼻及鼻窦黏膜水肿引起的静脉淤血所致，称过敏性眼晕，俗称黑眼圈（图 3 - 2）。

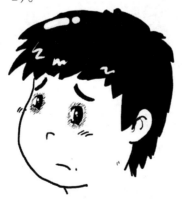

图 3 - 2　过敏的特殊表现——黑眼圈

有过敏性鼻炎的患者打起喷嚏来是一个接着一个，跟着就是流清水样鼻涕，流个没完没了，每天打湿几条手绢也不算多。鼻涕还没流够，接着又出新症状。有如下鼻甲肿胀，鼻子堵得厉害，一会儿左侧鼻孔堵，不一会儿又换到右侧，这叫交替性鼻堵。严重时两个鼻孔全被堵死，要想从鼻孔出点气可真费劲。说起话来鼻音重不说，有时候都听不清楚他在说些什么。头痛不说，香臭一概闻不见，吃什么都没味。严重时要完全用嘴呼吸（图3－6），晚上几乎没法睡觉。你说烦人不烦人！

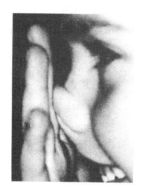

图3－3　过敏性鼻炎的特殊表现
（过敏性姿态）

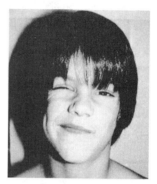

图3－4　过敏性鼻炎的特殊表现
（鼻皱褶）

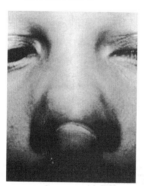

图3－5　过敏性鼻炎的特殊表现
（鼻痒推鼻姿态）

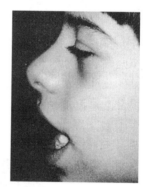

图3－6　过敏性鼻炎的特殊表现
（鼻堵张口呼吸）

　　无可奈何时只好去求医。有经验的医生一瞧，就发现鼻黏膜有明显的水肿，常呈蓝灰色。鼻甲（特别是下鼻甲和中鼻甲）常呈肿大，那就一锤定音，你患了季节性过敏性鼻炎，也就是人们常念叨的花粉过敏症。对这种一年四季都发生的鼻炎，我们称之为常年性过敏性鼻炎。一般常与屋尘、螨等有关。患者的鼻黏膜敏感性很高，可因一些非特异性的刺激，如冷空气、某种药物等引起过敏发作（图3－7）。

　　相对而言，季节性过敏性鼻炎只在春、夏和秋季发病。春季多由树木花粉所引起，夏季多与草本花粉有关，秋季则与野草花粉过敏有关。对自己这种季节性过敏性鼻炎病不了解的患者常误认为是得了感冒，随便吃些感冒药糊弄。时间一

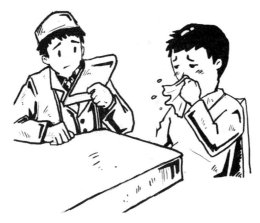

图 3-7 请医生帮助诊断

久，急性拖成慢性。由于用药不对症，过敏性鼻炎就长期得不到正确的治疗，也就谈不上治愈。所以我们千万别把过敏当感冒。

在过敏性鼻炎的发病后期，鼻涕常变为黏稠和微黄色的。在发作期内，鼻涕中有大量嗜酸性粒细胞或肥大细胞和杯状细胞，这是过敏的铁证。

二、春天眼痒过敏多

在植物授粉季节，花粉过敏症患者眼部的症状往往十分明显，有时远比鼻部症状严重，其表现可以是单纯持续性眼痒和流泪，伴有或不伴有结膜充血或眼睑浮肿。这种季节性过敏性结膜炎（图 3-8）应与急性卡他性结膜炎或因感染引起的红眼病加以区别，因为对这些疾病的治疗有很大不同。对于过敏性结膜炎根据下列各点较易鉴别，即有季节性的病史，奇痒，无黏液脓性分泌物，无大量中性白细胞和细菌，一般花粉皮试呈阳性反应。

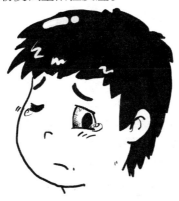

图 3-8 过敏性结膜炎的表现

　　此外，还应与春季卡他性结膜炎区别。春季卡他性结膜炎始于春末或夏初，其持续之久可与温暖气候等长。临床特征为眼红痒、流泪、畏光、有绳索状（似口香糖）的黏液分泌物，特别是这种分泌物在清晨常将眼睑粘住。在分泌物中可出现大量嗜酸性粒细胞。未经证实的学说认为春季卡他性结膜炎的病因有以下几种：①物理因素过敏或卟啉过敏，因为这种过敏流行于温暖季节并可因光和热而加重；②细菌过敏，因为这种过敏可于拔除感染牙齿或切除扁桃腺或用菌苗治疗后，在临床上得到改善。

　　还有人认为春季卡他性结膜炎的症状与大气中的花粉含量并不成正比，但却与真菌季节一致。真菌季节始于大气中出现真菌的春天，并以一次杀伤性霜降而告结束，这时孢子形成终止。有些学者认为春季卡他性结膜炎的过敏机制与受真菌孢子影响的迟发型反应有关，但也有人观察到用花粉做皮内试验亦可导致阳性迟发反应。

三、咳嗽是气管炎和哮喘的前奏

　　过敏性鼻炎患者由于鼻咽部受到刺激以及明显的鼻堵，所以可发生一种干刺激的感觉和持续性的咳嗽，尤其是在植物授粉季节的高峰。如在植物授粉期以外，出现连续性的咳嗽，特别是当胸部伴有压迫感或呼气性呼吸困难，这可能是哮喘病的前期症状。

　　2009年，美国的一项研究报告指出，咳嗽后呕吐很可能是患儿哮喘的表现之一，此外还提出，患儿呕吐时伴有咳嗽，那么咳嗽提示哮喘而非呼吸道感染。治疗应当更多注意气道管理，选用长效 β_2 肾上腺素受体激动剂和抗炎药，而非镇咳药。

　　花粉在大气中大量出现时，有一些患者会并发哮喘，有时哮喘可延至晚秋或严冬，这可能伴有其他过敏原所引起的（如屋尘、羽毛、真菌和食物）。其他因素还包括上呼吸道感染、鼻窦感染、凉风和气温改变。发作时双肺听诊可闻哮鸣音。患者可在致敏花粉飘散的地区发病，待移居无致敏花粉飘散区，病情则可很快得到缓解。

　　还有一种为"遮盖性花粉症"的患者，极少数花粉过敏症患者，特别是小儿患者，在植物授粉的季节里发病并不明显，季节过后于秋末或者冬季反复发生上呼吸道感染，甚至出现支气管炎和过敏性哮喘，但这种哮喘与经常发作的哮喘并不相同，应用抗生素无效，采用花粉脱敏治疗效果很好。之所以产生这种原因，可能是花粉过敏症患者在植物花粉授粉季节中鼻黏膜水肿并不很严重，鼻腔堵塞症状轻微，患者可以耐受。当进入秋末或冬季以后，由于继发呼吸道感染而使症状加重。

哮喘在发达国家是威胁公共健康的主要疾病之一。在最近数十年，无论在发达国家还是在发展中国家，发病率都有明显上升。近年一项包括中国在内的国际调查显示，哮喘不仅是一种躯体性疾病，也可导致不同程度的精神障碍，尤其是可以导致焦虑症、抑郁症及酒精滥用和依赖。对于哮喘伴发精神障碍的问题应当引起我们的关注。

国外最新研究显示，儿童在出生后第一年，接受抗生素治疗并不增加其6岁前哮喘发病的危险，而服用非类固醇类抗炎药布洛芬或处方抗组胺药或减充血剂与哮喘发病危险增加相关。

对于治疗哮喘的药物，在最新修订的中国《支气管哮喘防治指南》中明确指出：分为控制性药物和缓解性药物。控制性药物是指需长期每天使用的药物，主要通过抗炎作用维持哮喘临床控制，代表性的药物为吸入性糖皮质激素。缓解性药物是指按需使用的药物，通过迅速解除支气管痉挛使症状缓解，代表药物为吸入性速效 β_2 受体激动剂等。

一项国外最新研究结果提示，抗 IgE 单克隆抗体可用于血清 IgE 水平升高的患者，特别是经吸入性糖皮质激素和长效 β_2 受体激动剂等多药联合治疗后，症状仍未控制的严重过敏性哮喘患者。

另据最新研究证实，妊娠妇女妊娠期前3个月的哮喘急性发作可显著增加新生儿先天畸形的发生危险。因此应当引起人们高度的重视，应当积极采取预防和治疗的措施，防止先天性畸形的产生。

美国近期的一份最新研究显示，维生素 D 不足在哮喘儿童中发生率相对较高，低维生素 D 水平与过敏反应和哮喘严重性标志物增高存在相关性。此外，很多研究表明维生素 D 在哮喘发病机制中发挥重要作用。这主要是由于维生素 D 具有免疫调节作用。但补充维生素 D 在哮喘防治中的地位和作用，尚需进一步研究。

在最新一份报道中指出，哮喘治疗的新策略是；大多数病人都达到并维持哮喘症状的控制；维持正常的生活状态，包括运动；使肺功能尽可能维持在正常水平；预防哮喘急性发作；避免哮喘药物的副作用；预防哮喘导致的死亡。根据这一策略提出了哮喘控制的五个阶梯；按需使用缓解剂；缓解剂加一种控制药物；缓解剂加一种或两种控制药物；缓解剂加两种或两种以上控制药物；缓解治疗加辅助控制治疗。

四、皮肤瘙痒是皮肤过敏的典型表现

1. 特应性皮炎（亦称过敏性湿疹）

特应性皮炎是多种内外因素引起的。是一种过敏性炎症的反应性皮肤病，常伴有其他特应性疾病，如过敏性鼻炎和哮喘。它分为急性、亚急性和慢性三种。

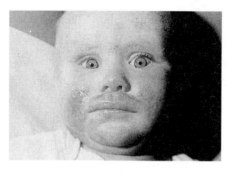

图3-9　婴儿传统面部湿疹

它不分男女老少，任何年龄，任何部位均可能患病。急性湿疹（图3-9），常见于头面、耳后、四肢远端，露出部位，及外阴、肛门等处，多对称分布，表现为红斑、丘疹、丘疱疹、水疱，密集成群，边界不清，有奇痒等；亚急性湿疹，多由急性湿疹转来，皮损炎症较轻，以鳞屑和结痂为主，可有轻度糜烂和瘙痒；慢性湿疹，由亚急性湿疹转来。病变处皮肤增厚，表面粗糙，覆有少量鳞屑，常有色素沉着，常反复发作，但皮疹消退后，不留永久性的痕迹。花粉性皮炎的病因不是花粉的水质成分，而是花粉的油质成分。患此病的患者常有明显的哮喘，花粉过敏症或偏头痛的家族史。值得注意的是，个别花粉过敏症患者在植物授粉季节可突然发生轻微的特应性皮炎。这种现象常被忽略，或误诊为溢脂性皮炎、痱子。

特应性皮炎以往被认为是一种免疫异常性疾病，但最新遗传学研究显示，皮肤表皮的完整性受损可能是导致特应性皮炎的祸首。

最近有资料提示，男性难以启齿的特应性皮炎还有"阴囊湿疹"。这一湿疹令人大伤脑筋，奇痒难耐，常要使劲地抓才解气，但没想到，越抓越痒，越痒越想抓，造成恶性循环，结果呢，出现皮肤红肿、皮疹和水疱。阴囊湿疹可以说是男人们的专利，这种病俗称"绣球病"、"胞漏疮"，是皮肤病中的顽固派。往往由于患者难以控制自己，不得不脱掉裤子将原本处于高温潮湿环境的阴囊，通通风，然后不停地抓，原想这样痒会轻一些，人可以舒服一点儿，谁会想到，这种不适当的刺激反而造成皮肤变厚，甚至最后引发皮肤感染，痛苦万分。所以遇到阴囊湿疹时千万不能过度搔抓，更不能用热水烫洗或用肥皂清洗，应当赶快去医院看皮肤科医生。

特应性皮炎的临床表现因年龄而异，常分为三个阶段。在婴儿期，湿疹样皮损通常首先发生于双颊和头皮。患儿常常在数周后开始瘙痒，引起糜烂结痂。在儿童期，皮损累及屈侧，项部和四肢背侧（图3-10）。在青少年及成人期，屈侧和头颈部出现苔藓样斑块。在每个阶段，瘙痒全天持续存在，夜间加重引起失眠，明显影响患者的生活质量。

中医认为特应性皮炎是风湿热侵入肌肤而成。急性、亚急性以湿热为主，慢性乃因久病耗血所致。

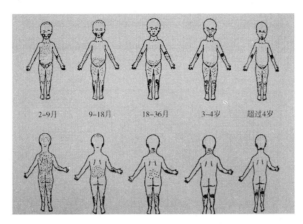

图 3 – 10　不同年龄段湿疹的好发部位示意图

2. 荨麻疹

荨麻疹具有发病快的特点，一般在数小时之内自行消退，但病情时好时坏，时轻时重，经常反复出现。急性荨麻疹（图 3 – 10）的发生可能与皮肤的局部组胺释放有关，慢性荨麻疹可能与其他介质有关，如激肽和它们的酶系统、前列腺素、补体等。

荨麻疹可以说是过敏性疾病较常见的疾病，病因复杂，有植物性的如花粉荨麻疹；动物性的如羽毛、鱼、虾；化学性的如药物；物理性的如寒冷、光；感染性的如寄生虫。中医认为，风、寒、热、虫、气血不足等均可引起发病。

西医一般认为荨麻疹多由食物引起，如牛奶、新鲜水果、鱼虾等海鲜食品。但在植物授粉季节高峰时，患者直接接触花粉也可引起皮炎或荨麻疹发作（多见于儿童）。皮炎或荨麻疹一般出现于接触部位，但吸入花粉后也可累及身体的其他部位。

急性荨麻疹发作时常伴发腹痛、恶心、呕吐、腹泻、呼吸困难、血管性水肿（图 3 – 11）、（图 3 – 12）等。持续时间长短因人而异。慢性荨麻疹反复发作有时可延续数年之久。

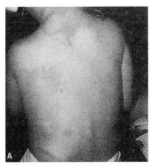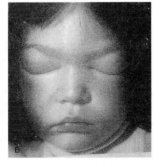

图 3 – 11　急性荨麻疹的表现

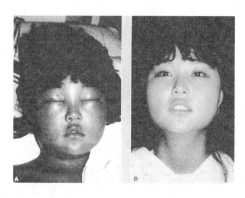

图 3 - 12　血管性水肿与正常表现的比较

　　因为它具有顽固性的特点，又往往找不到明确的病因，所以，对症治疗是最常用的一种选择，也就是说，寻找疗效较好的抗组胺药物对付它为上策。

3. 接触性皮炎

　　接触性皮炎是因接触某些物质而造成的皮肤病变。过敏性接触性皮炎的致敏物可为动物、植物、金属、化学物等（图 3 - 13）。在日常生活中常接触的东西是重要的过敏原，如动物皮毛、鳞屑、昆虫唾液、油漆、装修用的各种涂料、染发剂、美容及其他化妆品、金属饰品、药物等等。

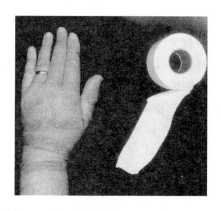

图 3 - 13　丙烯酸黏膏引发的接触性皮炎

　　在夏季里，为了防蚊虫叮咬，人们常喜欢搽上一点花露水，另外一旦被蚊虫叮咬，还可起到止痒的作用。花露水虽然有清凉止痒的功效，但对一些皮肤敏感的人，花露水中的薄荷、樟脑等成分非但不能改善其局部的炎症，反而会产生过敏反应，导致接触性皮炎。另外花露水含有一种叫"伊默宁"的成分，如果在患皮炎或蚊虫叮咬后涂抹花露水，有时不但起不到治疗作用，反而会导致皮肤出现过敏反应，从而加重皮炎症状（图 3 - 14）。

　　接触性皮炎一般致敏期为 5 ~ 10 天。已被致敏的机体再次接触同一致敏物时，约 12 ~ 48 小时出现过敏的症状。早期表现为瘙痒，随后继发皮肤干燥、充血、肿胀、皲裂、起泡、溃疡等引起的烧灼感、疼痛或其他不适；严重者可出现全身症状，如发热、畏寒、恶心、头疼等。

　　接触性皮炎的预防与治疗，首先是要避免接触致敏物。全身用药以止痒和镇定为主，可用抗组胺药、静注葡萄糖酸钙等。

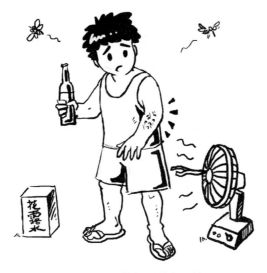

图 3 – 14　警惕花露水过敏

4. 光照性皮炎

　　光照性皮炎俗称日光性皮炎，是由光照后引起的皮肤过敏反应，病变发生在光照部位，如手部、面部等暴露部位。光照性皮炎常带有明显的季节性，它在夏季最为严重。如在烈日下待的时间太长，几小时后颈面部、手臂、肩背等外露皮肤出现红晕、伴有瘙痒或刺激感；严重时可出现肿胀、水疱、渗出液、糜烂等症状。症状消退后，受损皮肤可出现脱屑蜕皮，有人皮肤还留有色素沉着痕迹。有人将这一病症归罪于紫外线，说它可能占有重要的地位（图 3 – 15）。

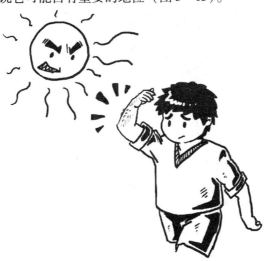

图 3 – 15　阳光下暴晒易过敏

光敏性皮肤病女性多发，并以中青年为主。虽然不少女性外出时备有遮阳伞、戴上大草帽和墨镜，甚至有的人还涂上一些防晒霜，但对于皮肤特别敏感的人来说，有时这些措施仍难以奏效。除此之外，一些过敏体质者在接触外源性光敏物质，如沥青、焦油、化妆品、清洁剂、燃料、食物添加剂、防腐剂等物质后，也会出现光敏性皮炎。

一旦皮肤出现光敏反应，患者应立即到大医院进行诊治。不要自作主张涂抹某种药膏，特别是那些含激素类的药物。有光照过敏反应后应避免再次暴晒，严重者应避免外出或户外工作。日光性皮炎患者本身就对紫外线特别敏感，而日常早上 10 时到下午 2 时，是日光中紫外线照射最为强烈的时间，而中波紫外线 β 正是引发日光性皮炎的罪魁祸首。

有资料提示，当人体内缺乏维生素 B_2 的时候，皮肤对日光比较敏感，所以可以试服维生素 B_2 以防日光性过敏。

穿着真丝服装可以使你免受皮肤瘙痒之苦，有些纤维产品，由于化学处理不当或本身的原因，吸汗差，质地糙硬，易造成皮肤瘙痒等缺点。而真丝绸对皮肤有保护作用。不仅吸汗好，质地柔润光滑，具有舒服感。同时也不像化学合成纤维那样，由于静电作用，容易吸附尘埃，而真丝绸对皮肤还有增强活力的作用，能减少皮肤脱屑。所以对于有皮肤瘙痒症状时穿上真丝绸的衣服，说不定可以缓解你的瘙痒症，但需注意的是，对蚕丝过敏者，不宜穿丝绸服装（图 3-16）。

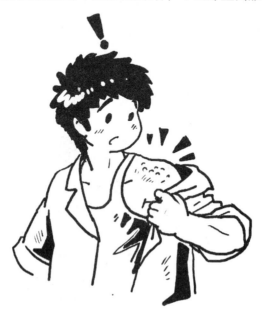

图 3-16　穿丝绸衣服减少过敏

五、食物过敏是胃肠过敏的祸首

很多肠道疾病与食物过敏有关，例如有些过敏体质者，就是不能吃面条或喝牛奶，一吃一喝定准拉肚子，严重者可有黏液便，取一点黏液做显微镜镜检时，可以找到大量嗜酸性粒细胞。上面所说的腹泻症状易被人误认为是细菌性肠炎。于是滥用大量抗生素，结果无效。所以要严格区分什么是过敏性肠炎，什么是细菌性肠炎或其他肠病（图 3 – 17）。

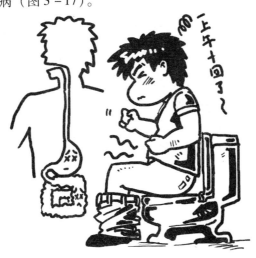

图 3 – 17　牛奶过敏引起的腹泻

由于肠道过敏继发的营养不良症并非少见，例如出现感染、贫血、低蛋白血症、电解质紊乱等。所以一旦得了过敏性肠炎，必须及早明确诊断，及早治疗。要找出过敏原，避开致敏物一段时间，敏感性有可能逐渐消失。一定要把住嘴这个关口，过敏性肠炎是会好的。对于那些经过食物避免疗法未能取得显著疗效的患者，可以试服皮质类固醇、色甘酸钠等药物，但必须在医生的指导下进行。

有人着重指出，花粉过敏症患者也常对食物过敏而产生一些其他症状，如胃肠道症状、头痛、荨麻疹、湿疹、哮喘和鼻部症状。当鼻部症状在临床上占优势时，胃肠道症状往往处于次要地位。但当胃肠症状占优势时，鼻部症状则有时轻微。

在 100 例胃肠道过敏病人的分析中，有人发现有花粉过敏症病史者占 20%，有哮喘史者占 13%，有皮肤症状者占 32%，有偏头痛者占 36%，对食物不适应者占 77%。

根据许多观察者的经验，胆囊、盲肠、胃、小肠、大肠及其他器官疾病的腹部症状是由食物过敏引起的。但有人也观察到食入花粉产生消化道（口腔、咽、食道、胃肠）或全身过敏症状的病例。

花粉过敏症患者也常发生肛门瘙痒。这与食入花粉而后通过肛门排出有关。

六、不可思议的外阴瘙痒

　　外阴瘙痒症是外阴多种病变引起的一种病症。常发生在阴蒂和小阴唇附近，大阴唇、会阴或肛门附近也可发生（图3－18）。一般在月经期、夜间或吃刺激性食物后加重。外阴瘙痒，可由食物过敏而引起。如其发作时间具有季节性，也可能是由花粉过敏而引起。阴道炎的发病因素常常是刺激或感染，但也可以是过敏。尤其是当分泌物呈黏性，同时又找不到其他原因时，更应考虑这种可能性。这种过敏也可属于接触性，由于对阴道坐药中的某一成分敏感而引起。阴道黏液增多的原因，也许是对食物或对花粉过敏。

　　此外，内裤太紧、内裤的摩擦、卫生巾的刺激也可引起瘙痒。

　　由于不重视外阴的卫生、阴道分泌物、外阴分泌物、汗液等刺激，外阴及阴道内用药以及经常用

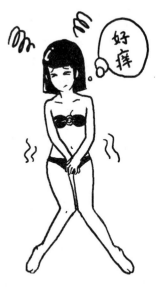

图3－18　外阴瘙痒的烦恼

香皂洗外阴等均可导致外阴瘙痒。其他诱因有营养缺乏，如果是食物中长期缺乏铁、核黄素、维生素A、维生素E、脂肪等，易使外阴皮肤干燥、脱屑、瘙痒。有些疾病也能引起外阴瘙痒，如接触性皮炎、宫颈炎、寄生虫病、疥疮、癣、黏膜白斑病等等。

七、其他表现

　　花粉过敏症患者出现头前区痛，这可能是由于鼻窦正常通气和引流受到一定阻碍所致，有时还会出现一些全身症状，其中包括体衰、乏力、精神不振、体重减轻、纳差、发热等，如有发热现象可疑为继发感染。

八、并发症和继发症

　　有过敏性鼻炎和对花粉过敏的婴儿或幼儿常可发生突发性咳嗽，可伴有哮鸣音和其他不适。有些儿童可伴有喘息，这样就会掩盖了鼻部症状，因此很容易造成对花粉过敏的漏诊。

　　对于成年人来说，花粉过敏症的重要并发症则是哮喘。在一些不复杂的病例中，如果鼻炎症状长期存在，轻咳、胸闷、哮鸣可随之而来。这些危险的指征可作为合并哮喘发作的预兆，应当加以重视。因为全部花粉过敏症的鼻炎患者中，

1/3 以上的患者如果不及时治疗就有发展成为哮喘的可能。

　　由于早期使用抗生素治疗，急性鼻窦炎是比较少见的并发症。但是鼻甲和黏膜组织的明显肿胀可以严重干扰鼻窦的通气和引流而引起继发感染。我们知道过敏反应不仅包括鼻黏膜，还包括鼻窦，所以患者可出现鼻窦炎症状。

第四章 怎样预防过敏病

第一节 保护婴儿不受过敏侵袭

预防过敏反应性疾病人人有责，而且要从娃娃抓起，因为过敏病与遗传因素密切相关。尽管如此，这同时为我们提供了预测良机。例如某人有明显的家族过敏史，那就应将它记录在案和密切观察，遇到任何疑点都不要轻易放过。对于过敏病要以预防为主，治疗为辅。

一、母乳不仅仅是婴儿的粮食

在婴幼儿时期，应当首选母乳喂养。孩子出生后至少半年内尽量不用牛奶或含牛奶的食品喂养。因为婴儿的免疫系统尚未发育完善，而在产后几天，母亲的初乳含有很多的免疫物质，婴儿可以通过哺乳获得这些免疫物质，从而强化免疫功能，使他们免受某些疾病的威胁。实践证明，没有选用母乳喂养的婴儿更容易发生腹泻等传染性疾病，进而导致营养不良、脱水甚至死亡。

据最新报道称，母乳喂养的孩子比用奶粉喂养的孩子更聪明，因为母乳喂养的孩子获得了一种变异基因。研究发现，至少有一种基因与智力发育和母乳喂养有关。当然，也有的国外学者认为，孩子的智力水平取决于母亲。

研究还显示，母乳喂养 6 个月的孩子不仅长得又快又好，而且母乳喂养对于孩子成年后的血压、胆固醇水平具有良好的影响，从而降低孩子日后患心脏病和中风的危险。

哺乳能使母亲的乳腺保持通畅，适当延长哺乳期，不仅有益于婴儿的健康成长，还能使妇女发生乳腺癌的危险性减少 20% ~ 30%，并减少卵巢癌的风险。

由上可知，进行母乳喂养可谓一举多得（图 4 -1）。

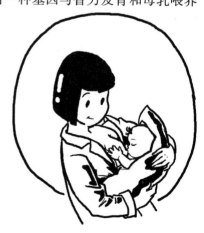

图 4 - 1 母乳喂养婴儿好处多

二、牛奶——婴儿过敏的首位因素

据报道，婴儿湿疹半数与牛奶有关。有的表现为严重的腹泻、呕吐，甚至引起水和电解质紊乱，甚至死亡。

有人观察了 38 例母乳喂养的孩子，其中只有 2 名发生了哮喘，而在 56 名用牛奶喂养的孩子中，有 10 名得了哮喘。这可能是因为母乳中含有各种免疫球蛋白、抗体和营养物质，婴儿容易吸收，从而起到防止过敏的作用。

如果婴儿除了对牛奶过敏外，还对其他食物过敏，那么，应适当调整膳食，避免给孩子吃能引起过敏的食物。

三、宝宝的呼唤

读读这段幽默的插曲：一个出生不久正在发育的孩子对妈妈说"妈咪！你的奶又香又甜，它让我长得又白又胖，好开心啊！""不知什么事让您不高兴，从今天起不让我喝妈咪的奶，叫我喝什么牛奶。妈咪，我可不是'牛'生的，人家还说，出生不久的孩儿，喝牛奶容易拉肚子，容易发生过敏，影响发育和成长。妈咪，我不喝牛奶，我就是要喝妈咪的奶。"孩子娇滴滴的话音感动和教育了这位母亲。于是，母亲克服了困难，改变了主意（图 4-2）。

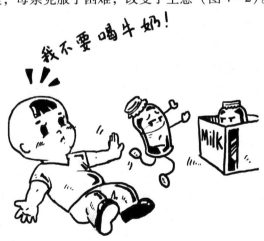

图 4-2　宝宝不爱喝牛奶

四、母乳不足怎么办

有人建议，请个奶妈。也有人建议，给孩子喝豆浆。

前者有利也有弊。虽然请奶妈的好处与母乳喂养毫无差别，但问题是家庭必须具有一定的经济实力。

后者的问题在于豆浆毕竟不是适合婴儿的食品。

所以，遇到这些问题，最好在儿科医生或营养师的指导下进行喂养。

有的妈妈因为工作、生活或健康等原因提前断奶，选用牛奶喂养孩子。然而，她并不了解这样做的后果使婴儿发生过敏。

孩子半岁后，如果不用母乳喂养，可逐渐增加一些蔬菜、水果等食物。孩子1～2岁时，最好不要给孩子吃鱼、虾等容易引起过敏的食物。正在喂奶的妈妈也应避免吃这些食物，否则也会使婴儿发生过敏。在养育孩子的过程中，家长一定要养成他们不挑食的习惯。如果饮食中总是吃几种固定的食物，这样是很容易发生过敏的。不如各种各样的食物都给点儿，以避免食物过敏的发生。

第二节　食物过敏与食物依赖运动诱发性过敏

一、要重视食物过敏

在美国约有4%的人对一种食物过敏，其中包括300万名儿童，比十年前增加了18%。部分患者接触极少量食物抗原即出现过敏性休克，甚至死亡。在我国人群中，对花生过敏并不多见，但对其他食物过敏时有发生。近年来我国食品过敏的发病率可能不低于欧美国家。我国在工业化进程中面临特殊的食品安全和环境污染等问题，这可能使食物过敏原更加复杂化。另据流行病学研究证实，母亲在妊娠期间食用花生或接触花生相关产品会增加婴儿日后发生过敏的概率。另有调查显示，婴儿皮肤外用花生相关产品会大大提高其口服花生过敏的风险。虽然这些观察尚待进一步研究证实。但我们在过敏病的研究中应当扭转忽视食物过敏的问题。

二、要提防食物依赖运动诱发性过敏

青少年在参加运动时，要特别注意。1979年莫里茨首次报告了食用甲壳类食物后经过剧烈运动而导致运动诱发性过敏。1983年，基德等再次报告了4例类似病例，并首次提出食物依赖运动诱发性过敏的概念。2009年，我国首次报告了15例吃面食以后运动诱发的过敏性休克病例。

1. 诱发因素分四类

（1）进食某些可致过敏的食物。常见致过敏的食物有：贝壳类如虾等、酒、西红柿、干酪、芹菜、草莓、牛奶、小麦制成的食物等。

（2）运动。运动诱发性过敏主要与运动强度、运动类型和持续时间及进食有关。

（3）身体状况。包括劳累、睡眠、压力及月经周期等具体情况。

（4）其他因素。包括服用药物（非类固醇类药物）、摄入酒精及气候的变化等。

如果进食致敏食物但不运动，或在进食某些致敏食物后避免运动，则过敏均不会发作。所以，我们将这种疾病称为食物依赖运动诱发性过敏。

2. 过敏表现分轻重

（1）轻度过敏：①皮肤症状。如皮肤瘙痒、全身性荨麻疹、血管性水肿等。②呼吸道症状。如呼吸困难、哮喘。③消化道症状。如腹痛、腹泻。

（2）重度过敏：患者可出现意识丧失、低血压和休克。

3. 食物依赖运动诱发性过敏与单纯食物过敏和运动性哮喘是有区别的

（1）单纯食物过敏表现是食入某些食物后数分钟至数小时内出现过敏症状。

（2）运动性哮喘则主要是运动后出现呼吸道症状，如咳嗽、气短、喘息、胸痛或胸闷及呼吸困难，查体时两肺可闻及干啰音和哮鸣音。

4. 抓住四项预防措施

（1）过敏体质者运动前要避免摄入特定食物。进食特定食物后，2～4 小时要避免剧烈运动。

（2）在进行剧烈运动前，应随身携带可自动注射的肾上腺素（目前国内尚无生产）和抗组胺药物。

（3）凡曾经发生过敏者，应到有变态反应科的医院进行检查，以明确自己是否患有食物依赖运动诱发性过敏病。

（4）一旦发生食物依赖运动性过敏，应立即送往医院救治，不得延误。

第三节　创造良好的生活环境

无论是在家庭居室，还是在幼儿园和学校，都要给孩子创造一个良好的生活环境。

（1）经常保持室内清洁。打扫卫生时，要尽量用湿布擦拭。

（2）儿童居室最好不要挤满家具和摆设太多，以免给孩子带来更多致敏的机会。屋内最好不要铺地毯、挂壁毯。

（3）室内不养花草，也不养猫、狗、禽鸟或其他动物（图4-3）。

（4）刚装修完的房子，要等各种异味消失后再居住。

（5）平时要注意室内通风换气。即使是在冬季，也不能一味强调保温，经常将门窗紧闭。否则，空气中的污染物会大量积聚，很容易引发过敏性鼻炎或哮喘。所以，每天早晨起床或晚间临睡前，要打开门窗通气半小时，使室内飘浮的

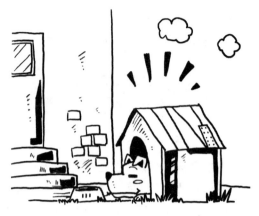

图4-3　室内不养动物

细菌、病毒、残留的孢粉微粒等，都通过换气而排出。

（6）父母或其他家人要戒烟，来客也要禁烟。

（7）在天气干燥时注意使用加湿器。为了使湿气更好地流通，最好把加湿器放在1m高的地方，这样加湿器喷出的湿气正好处于活动的范围内，使湿气能更好地被利用。加湿器与其他家电、家具或墙壁最好保持在1m左右的距离。对真菌过敏者，不宜使用加湿器，因湿度增加，真菌容易滋生。使用空调时，要控制好适宜温度，一般应维持在22~26℃。

（8）尽量给孩子使用新棉花做被子和褥垫。要避免用羽绒、皮毛或丝棉做被褥。衣被要定期洗晒（图4-4），防止螨虫滋生。

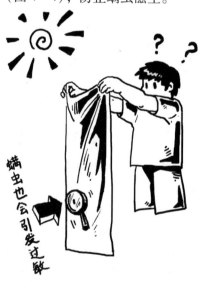

图4-4　定期晒洗衣物防螨虫

（9）要养成孩子良好的卫生习惯，定期沐浴。

注意上述这些事项，就可以减少过敏的发生。

第四节 远离室内外空气污染

一、大气污染能让人过敏

远离室内外空气污染是预防过敏病的一大法宝。

科学家指出，每立方千米的大气可携带数百万个细菌、藻类、病毒、真菌孢子、藓和花粉等微生物。大气中的这些成分被统称为生物浮尘，在正常情况下，它们大部分是无害的。但对于过敏体质者来说，它们可以引起过敏或其他疾病。

生物学家跟踪到花粉随风飘行数千米的轨迹，对热气流如何借助风力将真菌孢子携带至 3 000m 高空进行了研究。这些孢子被大气以时速 40km 甚至更快的速度运输数小时，直到雨滴或其他大气现象将它们打落。这些现象说明，一些花粉过敏症患者每逢大风天气病情就加重，阴雨天则转轻，是因为风天大气中的花粉含量增高，而雨水可以把大气中的花粉洗净。此外，汽车尾气的排放也能诱发过敏体质者发生过敏反应。

由于目前我国过敏病的发病率呈上升趋势，国家在园林绿化时，通常会考虑选种致敏少的树木花草。对于在荒山野岭的一些致敏野草，如蒿草、豚草、葎草等，要组织人力定期连根拔除，免去后患，以此减少健康危害，特别是过敏体质的儿童、成人和老人。

二、人类需要清洁的生活空间

减少室内空气的污染在预防过敏性疾病的过程中占有重要的地位。因为我们年年月月日日滞留在室内的时间要远远超过室外。而室内有建筑材料中的放射性物质氡，装饰材料、新入住的居室、新购置的家具或衣物中所散发的甲苯和甲醛，这些环境毒素常常能给敏感的人带来莫大的痛苦，并产生焦躁不安、乏力、记忆力减退等心理、生理反应。此外，在烹调过程中产生的油烟、宠物的排泄物和毛皮屑、吸烟产生的烟雾、各种电器造成的强磁场和电磁辐射、人员密集和流动所形成的气味和灰尘、空调的运转、化妆品的香味、不时地还有消毒剂的味道……这些都能引发过敏反应。此外，还要注意各种公共活动场所（如影剧院、超市、餐馆、卡拉 OK 厅、飞机、火车、汽车、教室、图书馆、学校、托儿所、养老院等）的环境卫生。

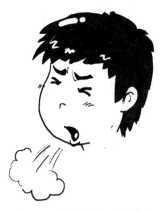

图 4 - 5　烟雾可以引发哮喘

为了维护公众权益及预防过敏，应当大力提倡不吸烟和拒绝被动吸烟。美国的最新研究显示，吸烟时释放的烟雾不仅能对人体的呼吸道产生不良刺激，还容易引起人体的过敏反应。孕期吸烟，可使婴儿发生重症哮喘的风险增高。母亲孕期暴露于吸烟环境的哮喘患儿，不仅发病时间早，而且病程长、病情重。暴露于吸烟环境，可致儿童肺功能降低，使儿童发生哮喘的危险增加（图 4 - 5）。吸烟环境还与新发哮喘有关，经常吸烟的青少年患哮喘的风险较高。

烟草的危害不仅只局限于过敏，还有以下种种危害。

1. 引起或促发癌症

说起吸烟，人们常把它与肺癌联系在一起。但实际上吸烟不仅仅容易诱发肺癌，还能引发口腔癌、食管癌、胃癌、乳腺癌、宫颈癌、前列腺癌、结肠或直肠癌、肾癌、胰腺癌、白血病等。这是因为吸烟一方面能抑制人体免疫系统的机能，另一方面又能增加人体的感染的概率。

已知的致癌物质有 60 种。人们吸一口烟，就吸进了 4 000 多种化学物质。例如氢氰酸、砷和铅、一氧化碳、亚硝胺、氧化胺、芳香族碳氢化合物和其他一些有毒物质。它们是以气体或颗粒的形式进入人的肺部。烟草除本身有毒以外，还有助于形成一种特异性亚硝胺（TSNAs），这也是很强的致癌物。香烟冒烟时可产生焦油。研究证明，煤焦炉冒出的烟的化学成分和烟草的烟雾相似，而这种烟雾使炼焦工人的癌症发生率显著增高。一支点燃的香烟可产生将近 5 000 种有机和无机的化学物质，其中焦油就是致癌因素。

2. 使人产生尼古丁依赖

通常人们认为烟草中的尼古丁是引起癌症的罪魁祸首，但尼古丁实际上是一种兴奋剂，是强成瘾药物，其成瘾机理与吸毒完全一样，只是程度略轻一些。

为了减少人们对吸烟的顾虑，香烟制造商别出心裁地将普通香烟增加了过滤嘴。过滤嘴型有两种类型；规范的和多孔的。尽管规范的过滤嘴可以降低焦油和尼古丁水平，但它释放出的一氧化碳要比没有过滤嘴的香烟还多。至于多孔过滤嘴香烟，虽然一氧化碳量有所减少，但其焦油和尼古丁水平还是相当高。所以，用过滤嘴不能减少烟草危害。

为了使香烟中焦油和尼古丁水平降低，香烟制造商常在加工过程中加入各种添加剂、潮湿剂和香料，并改变香烟的成分。另外，在烟草的种植过程中使用的农药、氮肥和杀虫剂等都对烟草的成分有很大的影响。比如大量使用氮肥，会提高烟草中尼古丁和硝酸盐的水平。上述这些因素都会对被动吸烟者（特别是胎儿、婴儿、儿童）和主动吸烟者带来不可估量的危险（图4-6）。

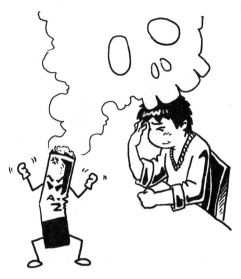

图4-6 严防烟草和烟雾过敏

吸烟危害人体健康，已是无可争议的事实，如今它已成为全球性的公害之一。为了减少过敏和得癌症的危险，最有效的预防措施就是永远不吸烟。

吸烟污染了环境，使周围不吸烟的人遭殃。例如在一个密闭的空间中，即使只有一位吸烟者吸一支烟，也会使室内空气污染大幅增加，且空气质量受吸烟人数和次数的直接影响。吸烟的人数和吸烟次数越多，反映二手烟污染程度就越高。有人说吸二手烟的人患癌的概率要比吸烟者本人大得多。有研究指出，将吸烟者的妻子和不吸烟者的妻子进行对比，结果发现吸烟厉害者的妻子的肺癌的风险比不吸烟者的妻子要大。妇女肺癌风险的增高，往往与丈夫吸烟厉害有关。至于它与过敏的关系尚未见到详细的报道。

全球妇女和儿童被动吸烟情况严重，2008年美国一份报告指出，82%的吸烟父母在子女附近吸烟，家庭内有吸烟者的室内大气尼古丁浓度是家庭内无吸烟者室内尼古丁浓度的17倍。大气尼古丁浓度、妇女及儿童头发的尼古丁浓度随家庭内吸烟人数的增加而增加。

从以上许多事实来看，吸烟不仅伤害他人还害了自己。在此呼吁，吸烟者要抓紧时间及早戒烟，并要求减少烟草广告和影视作品中的吸烟镜头。我们号召广大青少年和其他朋友们要珍惜健康，要远离不良生活方式——吸烟（图4-7）。如果大众的吸烟人数锐减，人们发生过敏的概率也会随之而降低。

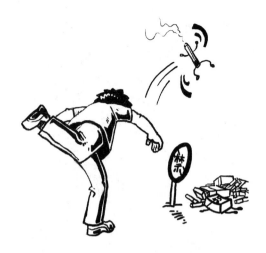

图 4 - 7　动员大家一起来禁烟

第五节　　建立三道防线

一、合理膳食

在怀疑可能引发过敏的食物时，自己要密切进行观察。但切记不要打乱合理的膳食（图 4 - 8）。如果你过去一直在喝牛奶，如今怀疑自己对牛奶有过敏的可能，那你就改试试用酸奶或奶粉。但是建议您不要把奶制品全砍掉。因为人们每天需要 800mg 钙，而我们膳食里仅有 500mg 钙，我们需要从其他食物中摄取 300mg 钙才能达标。不把钙补够，就会使骨质疏松症加重。怀疑自己对牛奶过敏，医生一下子又确诊不了，心里总是不踏实的人，可以暂时将牛奶换成豆浆。经过一段时间的考验并经过临床验证你对牛奶不过敏，你再先试着少量喝一点，然后逐渐加量。如果没有任何过敏反应，就踏踏实实地喝吧！营养学专家认为，我们要终身喝牛奶。外国人身材高大不是靠多食主食米面，也不是靠多吃肉食，而是靠牛奶喝得多。而且喝牛奶对睡眠和保持正常血压也有好处。

如果您怀疑自己对羊肉过敏，那就暂时回避羊肉，改用牛肉、猪肉、鸡肉或鱼肉。

总之，人们从小要养成不挑食的习惯，因为越挑食越容易发生过敏。什么东西都吃一点，食物过敏的发生率反而可以降低。此外，大人对孩子不能娇生惯养，由着孩子挑食。

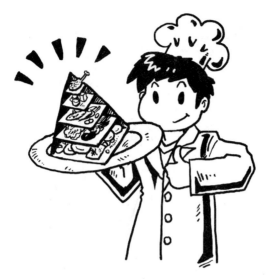

图 4 - 8　营养要平衡

二、适当运动

运动也是预防过敏的一大要点。研究表明，运动的时候，人体内会产生一种叫 β - 内啡呔的神经递质，可以让人产生愉快感。这种化学物质可以提高人体的免疫功能，有助于改善躯体疾病。所以，我们要从小养成运动习惯。

运动不分形式，但要根据个人的体力和爱好，选择适合自己的运动。有氧运动，如跑步或快走可增加肺活量，可以预防哮喘等病。有氧运动还可使人脑袋瓜更灵活、思考问题更敏锐，人变得更聪明。此外，有氧运动还可以调节节奏快的生活和缓解工作紧张的压力。

1. 步行是最佳选择

国内外专家学者一致推荐步行作为为我们日常的运动。劝大家外出时能走就走，不要一出门就乘车，这个习惯不好。但是步行锻炼也有讲究，它不是驼着背、背着手，慢悠悠地走。而是挺胸抬头，微微收腹，自然摆臂地走。每个人一天走多少路最有益健康，这要根据年龄而定。有人建议，老人最好一天走 3 000m，30 分钟内完成，一周锻炼 5 次。年轻人就要比这多一些。距离可以从短到长，时间和速度要悠着来，慢慢适应。不宜强求每个人都一样。如果没有任何身体不适，就要坚持下去，不要半途而废。

多走路，男性在综合健康和心理健康方面改善更明显，女性则在身体机能、综合健康和活力方面提高得更快（图 4 - 9）。

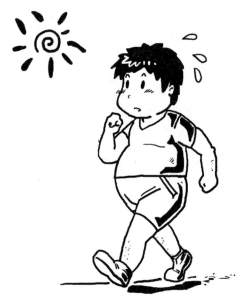

图 4 - 9　步行锻炼身体

2. 爬楼运动的启示

有报道称，一位从年轻时就患哮喘的人，居然通过一天四趟爬楼运动，多年哮喘病冬天不犯了。美国每年都有爬百层摩天大楼的体育比赛。在欧洲爬楼已经成为一个时尚而简易的健身运动。2008 年，北京也开展了"爬楼星期三，奥运在身边"的健身活动。

过去，我们在门诊曾经组织过一批顽固性过敏性鼻炎患者进行气功太极拳治疗，大多数患者取到了良好的疗效。这也是一种预防和治疗过敏的好方法。

三、心理平衡

1. 减少情绪波动

不少专家指出，心理平衡的作用超过一切保健措施的总和，并强调只要注意心理平衡，就掌握了健康的金钥匙。预防过敏也不例外，所以，心理健康对预防过敏非常重要。有人认为，过敏反应与条件反射和情绪波动有关，对化学物质的恐惧心理容易使人仅仅根据意念而引导身体作出过敏反应。然而，有些临床医生则持不同的观点，认为生活中的化学物质是导致化学制剂过敏症的主要原因。

2. 过敏来源于精神压力

为什么精神压力容易引发过敏反应呢？其原因有二；一是肾上腺的作用。肾上腺可以分泌各种激素，保证机体的正常功能，精神压力可以导致人体肾上腺功能低下，分泌各种激素的功能紊乱，这样就容易引起过敏反应。二是植物神经的作用，植物神经也是支配身体正常活动的神经，在人们精神压力和不安感非常大时，植物神经兴奋，其功能紊乱则容易引发过敏反应。

3. 寻找"心理解放区"

进入 21 世纪，随着人民物质生活水平的不断地提高和竞争的日益激烈，人们在精神和工作上都产生了很大的压力。这种压力往往威胁着躯体健康，引发各种不同的慢性疾病，过敏病就是其中的一种。

那么，我们应如何减压呢?

（1）从零开始，让夺走我们健康的过敏病远离我们。

（2）对于过敏的知识要有个全面了解。

（3）把压力统统释放掉。以减轻过敏病。

（4）利用节假日到大自然中去，让新鲜空气驱散你身体的病痛和心头愁云。青山绿水，一定会令你心旷神怡。

（5）在减压的浪漫色彩中，寻找人生快乐。

（6）利用适当的运动，帮助你驱除压力。美国总统小布什快乐的来源之一，就是坚持早晨的慢跑。俄罗斯前总统普京则是利用柔道减压。

（7）无论哪个年龄段，都要经常保持一颗童心。童心会使你减少压力，使心情好起来，并能使你充满智慧和天真烂漫。

4. 消除精神因素

有人报道，某病人对月季花的香味过敏，每次闻后均可诱发哮喘病。偶有一次在朋友的家里见到一束盛开的月季花，不由得发生胸闷气憋和哮喘。后来证实这朵月季花是人工制作的，是一朵假花。另外，在门诊有时可见到个别荨麻疹患者来到门诊就诊时，一见到周围有患周身皮疹、瘙痒难忍的患者，就引起自己荨麻疹大发作。有的哮喘患者也出现过类似的过敏反应。所以说，精神因素和过敏有着密切关系，精神因素往往是过敏性疾病发病的重要原因，也是病情加重的原因。

所以，我们在预防过敏反应中，一定要把心理平衡放在一个正确的位置上。人生喜怒哀乐是经常要遇到的事。痛苦、挫折一旦出现，例如失恋、被炒鱿鱼、下岗、被领导批评、离退休、婚姻矛盾、工作压力等，如何正确对待十分重要。其实，痛苦和挫折本来就是生活中的一部分，如果心理出现障碍，就可能会坠入痛苦深渊，不能自拔，引发出现过敏反应。过敏也许是暂时的，也可能是长久的。解决的办法多种多样，寻找多途径的愉快来源，丰富和充实自己的生活这才是最佳选择，这样可以免去发生过敏带来的痛苦。

5. 惊慌失措带来的教训

这是一桩真实的由于心理不平衡带来的生动教训。有一位社区内科的主任医生在一次体格年检时，做B超的大夫告诉她得了"肝癌"。这位蛮有经验的医生听后惊慌失措，几乎到了精神崩溃的地步，回家不久便离开了人世。后来她的儿子告诉我，她是活活地被吓死的。这就是人们常说的"谈癌色变"的典型事例。如果当时她泰然处之，也不会这么快就走了。更为遗憾的是，之后经专家会诊和尸检病理检查结果证实，她得的根本不是肝癌。可见，心理不平衡不仅给个人带来灾难，也给亲人带来莫大的悲伤和痛苦。

6. 保持心理平衡的十点建议

（1）不对自己过分苛求，对做事不要求十全十美。目标定在力所能及的范围。心情自会舒畅。

（2）对其他人期望值不要太高。人人都有优缺点，多看别人的优点，多看自己的不足。

（3）遇不顺心的事，要控制情绪，不钻牛角尖。

（4）心胸开阔，遇烦恼的事，不放在心上，自己解放自己。

（5）遇到挫折，树立信心，以娱乐和运动解脱困境。

（6）多交朋友，多交流，有烦心的事，随时向朋友吐白。

（7）助人为乐，谁有困难尽自己全力予以帮助，不图任何回报。

（8）在日常生活中减少精神负担，减少精神压力，做一些自己喜欢做的事。

（9）与人为善，心地善良。

（10）心情舒畅，自己找乐。

第六节　行为控制

一、外出旅游的注意事项

（1）根据个人或家属的身体状况，选择适宜的旅游时间和地点。每逢节假日，不论时间长短，总会有好多人拉家带口地外出旅游。但是对于过敏病患者来说，则需要根据自己的病种，选择不同的时间和地点游玩。花粉过敏症患者应避开春暖花开的季节。有些对夏、秋季花粉过敏症患者则要避开炎炎夏日和天高气爽的秋季。冬季对花粉过敏症患者来说是一个较好的季节。在这个季节，花粉过敏症患者一般不发病。但如果患者伴有哮喘，就不大适宜选择冬季旅游（图4-10）。

在旅游地点的选择上，要选择不会引发花粉过敏症的景点。南方不行就选择北方，北方不行就选南方，原则是不去花粉多的郊区、公园或农村。

（2）备妥并随时携带防过敏的药物。

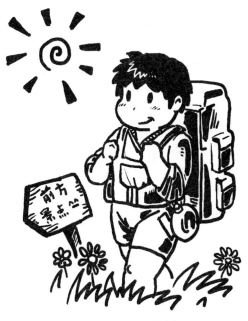

图 4 - 10　行为控制

（3）郊游时不要去接触野花、野草，以防发生花粉性接触性皮炎。在田野行走时，要注意防止蜜蜂等昆虫的突然袭击。最好外出时穿上长裤和长袖衣。平时不要用香水类的化妆品，不穿鲜艳颜色的服装。

（4）为了防止紫外线照射引发的皮肤过敏，在炎热的夏天旅游时要戴遮阳帽或配备遮阳防晒伞等。亦可在皮肤暴露的部位搽点防晒霜。

（5）住宿条件应以清洁卫生为主，使用空调时要控制好适宜温度，不宜太冷。

（6）在饮食方面要注意以清淡食物为主，不大吃大喝。对于已知的可引起过敏的食物，要管好自己的嘴巴，不可嘴馋乱吃。

（7）快乐每一天，增强自身抗过敏能力。

（8）万一出现喷嚏、流涕、鼻咽痒、咳嗽甚至哮喘、皮肤瘙痒等症状时，要就近及时就医，或立即服用随身携带的抗过敏药物，千万不要扛着，以防延误病情。

（9）不在露天吃东西或做饭。如需做饭应将做好的食品加罩盖好。夏天夜晚睡觉，最好配有驱蚊器，以防蚊虫叮咬出现皮肤红肿痒等过敏症状。

二、注意气候变化

有时天气变化无常，为了防止着凉或中暑，就需要随时收听天气预报，注意随天气的变化增减衣服。通常过敏体质者对于过冷过热都很敏感。例如有些人在过冷或过热的环境下都能引起荨麻疹发作。所以，夏季在室内使用空调时，温度不要调得太低，以防室内外温差太大，否则非常容易引起感冒。有"风疹块"病史的人，更不要图一时凉快，猛用电扇吹风或洗冷水澡等。

由于大风天气、大气中的花粉粒会有所增加，所以，此时花粉过敏者应尽量减少外出。

到了冬季，虽然大气中已无花粉，但是在北方地区天气异常干燥，这对于过敏体质者来说也是一种刺激。那些在夏季聚集的真菌孢子等微生物和尘埃自供暖开始就活跃起来，它们可以飘浮在大气当中，并随着呼吸侵入人体，然后激活过敏程序，参与肥大细胞、嗜碱性粒细胞释放过敏介质，诱发过敏症爆发。其中过敏性鼻炎和支气管哮喘最为多见。

第五章 找出过敏原

第一节 认识过敏原

为便于识别过敏原，医学家将过敏原分成了两大类，一类为吸入物；另一类为食物，暂未把细菌和计算机等过敏原列入。

在以上两类过敏原中，以吸入物较为重要。有的吸入物的分子颗粒非常小，比如大气中的花粉和真菌孢子就是典型的致敏吸入物，它们可随风飘荡，不仅无法用肉眼看到，也无法触摸到它们。当你呼吸时，它们就会随着空气吸入鼻腔和呼吸道，并沾在呼吸道黏膜上。人们只能在显微镜下才能看到它的庐山真面目。

你是否对它们过敏，有时是老天爷说了算。比方说，有的人在致敏花粉季节里，遇到倾盆大雨或细雨绵绵，日子就好过一些，过敏症状也就会轻好多，因为这时大气中的花粉浓度大大降低。一旦由阴转晴，阳光灿烂，大气中的致敏花粉浓度升高，过敏症状就会明显加重。

如果你在雨季中过敏症状没有减轻反而加重，此时，就要怀疑你是否对真菌过敏，或是两者过敏并存。因为潮湿的气候和土壤都对真菌滋生有利。

相比之下，食物过敏原就大不一样了。你看得见，摸得着，还随时吃得着。就凭这一点，就不难辨别哪类过敏原对人体的危害更大，在预防方面显得更为重要。对某种食物过敏，大不了暂时不吃就是了，即所谓避免疗法。随着岁月流逝，过一段时间，如果你真的馋得没法，你可以再试着来嘛。

一、吸入物

1. 花粉

花粉是引起花粉过敏症的主要元凶。说花粉过敏症，必然要与花粉挂钩。花粉又分虫媒花和风媒花。多数有过敏体质的人是对风媒花过敏，风媒花的花粉多数没有令人兴奋的香味，而它在花粉过敏症中占有最为重要的位置。大气中的花粉粒形态多种多样，有的是圆形，有的是椭圆形，有的是一孔，有的是多孔，有的又是有沟有孔，总之，形态千姿百态，非常讨人喜爱。但有一点，仅凭肉眼你是看不到的，只有在显微镜下，才能见到它们的形态。

易感人群接触花粉后，会立即引起过敏性鼻炎或哮喘。有的患者接触花粉后还可出现荨麻疹等皮肤症状。最近广西一家医院报道，某些虫媒花的毒素也能引起过敏。他们介绍说，容易过敏的人接触有毒花卉后，轻者会出现皮肤瘙痒，重者可出现头晕、呕吐症状，甚至死亡。含羞草、郁金香等花卉可导致头晕（图 5 - 1）。杜鹃花、水仙花等花卉可导致呕吐。一品红、仙人掌等花卉可导致皮疹。所以过敏体质者可要当心。

花粉过敏症早年称为枯草热。所谓枯草热或花粉过敏症，这些称谓是舶来品，就是说它是进口货。翻开医学史，最初都是洋人说枯草热或花粉症。1819 年，英国医生 John Bostock 首先提出枯草热的概念。但由于枯草并不是花粉过敏症的病因，况且过敏又无发热的症状，所以后来的学者们就开始使用花粉症这个术语。如今为了让老百姓通俗易懂，我们就提倡使用"花粉过敏症"这一词汇（图 5 - 1）。我国的花粉过敏症研究自 1961 年才正式起步，第一篇中国花粉过敏症实验室与临床相结合的学术论文才列入史册。

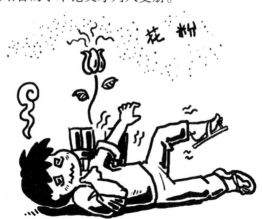

图 5 - 1　花粉引起的过敏反应

近年来，日本正面临最为严重的花粉过敏症季节。由于日本大面积种植杉树、柏树等，因而导致这类植物的花粉数量激增。而对杉树花粉过敏者大有人在（约占 10%），目前已引起日本政府的重视，并呼吁公众积极采取各种预防措施，例如出门戴口罩、护眼罩，甚至穿上抗花粉外套等。

2008 年，日本研究出一种花粉监测器。这种花粉监测器是一个球状物，内有一对可变换五种颜色的灯泡，当大气中花粉含量较低时，灯泡是白色，随着空气中花粉含量的增多，灯泡也会随之转变为蓝色、紫色等其他颜色。这对灯泡就像一双明亮的眼睛，用颜色的变化向人们传递花粉浓度的信息。花粉过敏症患者在家门口就能得到当日的情报，随时随地加以防范。这不能不说是花粉过敏症患者的一项福音。

花粉过敏症发病率明显增加主要有几个方面的原因：

（1）随着城市农村绿化的发展，植物的栽培在数量和种类上逐年在增加。

（2）患者缺乏对花粉过敏症的认识。

（3）随着国际贸易的不断增加，能产生致敏花粉的植物种子有可能带入境内。

（4）全球气候变暖。

还应看到，随着城市和近郊农村规划的迅速扩展，大片的土地盖起了高楼大厦，原有的杂草荒地已被铲平，这对花粉过敏症的患者来说无疑是利大于弊。

所以说，花粉过敏症的发生有明显的国家和地区差别，时代的发展和地区的变化，都会使大气中的花粉种类和数量发生变化，花粉过敏症患者的发病率也会随之改变。总之，关注世界花粉过敏症的发病情况十分重要。

新的统计结果表明，几乎所有工业化国家的花粉过敏症患者都在剧增。美国的花粉过敏症患者约有 1 400 万人，发病率在 5% 以上。其东北部及中部重要的致敏花粉为豚草。加拿大情况基本类似，可能是世界上发病率最高的致敏地区。花粉过敏症是美国的第六大慢性病，每年要为此花掉 180 亿美元。有人预计，今后 20 年内，工业化国家将有 50% 的人口患过敏症。

在欧洲，致敏花粉以牧草为主，发病率为 0.7% ~ 3.0%，不及北美。

在日本一些地方，致敏花粉以杉树为主。例如大阪地区，每到夏秋季节，由于花粉过敏症流行，造成大量人口外逃避难。

有报道称，在悉尼奥运会上，有 35% 运动员受花粉过敏症的困扰，使奥组委大伤脑筋。

奥地利的花粉症患者占总人口的 16.4%，意大利为 15.1%，日本为 12.5%，西班牙为 12.6%，挪威 19.5%，瑞典 21.8%，比利时 23.0%，英国 26.9%，法国 30.7%。

据过去的报道，在北京地区的呼吸道过敏患者中，有 1/3 至 1/4 对花粉过敏。新疆乌鲁木齐居民中花粉症的发病率为 0.9%，占整个鼻部疾患的 22.5%；宁夏泉七沟地区花粉症的发病率由 1971 年的 0.03% 逐年增加，到 1978 年增加到 3.02%；沈阳地区是花粉过敏症的高发区，1984 年该地区研究人员首次发现豚草为主要过敏原。随后，又有人发现葎草在花粉过敏症也占有重要的地位。目前我国花粉过敏症的发病率暂时没有上述一些国家那么严重，估计约为 2%。根据 2005 年中国医药报的报道称，经过 5 000 多人样本的流行病学调查发现，花粉过敏症及轻度鼻过敏的发病率在调查地区高达 17.8%。

随着今后的经济发展，工业化程度越来越高，人类寿命的延长，全球大气变暖以及周围环境中花粉浓度的增高，我国花粉过敏症的发病率也会不断升高。

花粉过敏症最早可发生在 4 ~ 6 月的婴儿，幼儿患病常从哮喘开始。一般多

见于 15～40 岁。据北京地区 100 例花粉过敏症临床资料分析，患者的年龄以
21～40 岁最多。在新疆乌鲁木齐地区 500 位花粉过敏症患者中，21 岁以上者占
90%。60 岁以上得此病者不常见。

据统计，男女两性患花粉过敏症的机会几乎相等。但在北京地区 100 例花粉
过敏症患者中，男性为 62 例，女性为 38 例。新疆乌鲁木齐地区 500 例花粉过敏
症患者中，男性占 57.6%，女性占 42.4%。

最新的报道重申，由花粉引起的过敏性鼻炎和哮喘有明显的地区性。在我国
北方地区，花粉过敏症的病因与南方不一样，夏秋季过敏性鼻炎和哮喘的最主要
致敏原是蒿类植物的花粉。研究显示，夏秋季花粉过敏症患者主要为青壮年，首
发年龄为 2～8 岁，婴幼儿和老年人群花粉过敏发病率比较低，2 岁以下小儿
和 75 岁以上老人中没有季节性鼻炎和哮喘首发病例。季节性过敏性鼻炎和季节
性哮喘的平均首发年龄分别为 8 岁和 33 岁。夏秋季花粉诱发鼻炎和哮喘的高发
年龄段分别为 15～34 岁和 25～44 岁。花粉过敏症的发病率在不同种族中也有所
不同。白种人中患者较多，黑种人和黄种人较少，纯粹的美国印第安人很少患花
粉过敏症。

要注意到，花粉过敏症是一种温带疾病，在潮湿、低洼和炎热的地带很少发
生此病。一些急性或慢性感染以及情绪因素与花粉过敏症最初发作关系不太明
显。鼻咽部手术（鼻中隔黏膜下切除或扁桃体摘除）与花粉过敏症最初发作的
关系目前尚难确定，但鼻息肉患者的症状可在大气中花粉飞扬季节加重。

有些花粉过敏症患者在一次发作后，特异性的或非特异性的其他因素，均可
使症状加重或延长。在以往的临床工作中，我们观察到某些对蒿属花粉过敏的患
者，由于特异性或通过非特异性刺激物（如吸入尘埃或接触冷风），可引起过敏
症状。

从以上的介绍来看，花粉过敏症在过敏性疾病的预防工作中占有十分重要的
地位。

在花粉过敏患者中，致敏花粉可以引起消化道发病早有一些报道。总结其病
因有两种：一是由于食入已致敏的花粉，另一原因是花粉过敏症伴有对其他食物
过敏。1998 年有专家就对花粉过敏症伴有食物过敏进行了研究。他们发现花粉
过敏症与食物过敏的发病无时序关系，致敏花粉均为蒿属和/或其他夏秋季莠草
花粉，致敏食物过敏原均为植物来源，其中常见者有：花生、扁豆、葵花籽、苹
果、荔枝及韭菜。2001 年他们进一步研究表明，花粉与食物过敏原同具有交叉
反应性，如桃、龙眼、葵花籽、核桃、花生、大豆、葡萄、西红柿与蒿属花粉、
葎草花粉间均具有交叉反应；苹果与蒿属花粉间也具有交叉反应。

上述种种迹象非常值得我们花粉过敏症患者的关注。因此在注意花粉过敏症

的同时还要随时留神食物过敏。

2. 真菌

真菌，俗称霉菌，简单地说，就是东西发了霉，它的孢子可以被风吹到四处都有，它藏得比较隐蔽，有时藏在屋内的旮旯旯旯儿，有时混在屋尘里，遗憾的是，你用肉眼就难发现它。但你在显微镜下就不难看到它的真实面目。下面就是我们在显微镜下看到的一种真菌孢子，叫"交链孢霉"（图5-2）。形状很像一条链子。据国外文献报道，它是引发人们过敏的祸首。但你不必紧张，如果你不具备过敏体质，它引发过敏的可能性几乎没有。以往人们对于吸入物过敏的注意力多集中在花粉与屋尘等方面。对于大气中真菌致敏的问题则少提及。但自1934年起，广泛的观察显示，致敏真菌在呼吸道和皮肤病的致病中占有重要的地位，并证实真菌作为一种过敏因素，与花粉、屋尘等过敏原同等重要。这种致敏真菌对人类和植物都是非病原性的（图5-3）。

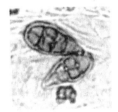
从大气中收集到的交链孢霉

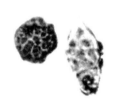
从大气中收集到的交链孢霉

图5-2 从大气中收集到的交链孢霉

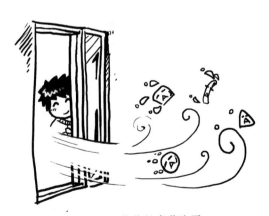

图5-3 荫蔽的真菌孢子

真菌与过敏的研究在历史上也是多见于国外文献资料。尽管在20世纪50年代我们紧走慢跑地向西方国家学习，但尚未跟上西方的步伐。

20世纪50年代后期，我们在国内首先开展了致敏真菌的调查与研究，开始用培养皿暴露法收集到不少大气中的真菌，并将这些收集到的真菌经过小培养技术进行鉴定和分类。在培养皿中可以见到五颜六色的真菌，如有的是绿色，有的是橘红色，有的则是黑色或白色。而在显微镜下，才能见到这些真菌孢子的形态，其长相也是多种多样的。

1961 年，我们在暴露玻片进行花粉计数时，也对大气中的真菌进行了观测，也发现不少能识别的真菌孢子，如交链孢霉、黑穗菌、锈菌、葡柄霉、虫螨孢子菌等。其中尤以交链孢霉多见。

大气中的真菌随处可见，无论任何与潮湿有关的地方，例如磨房、棕垫、枕头、玻璃、塑料、旧棉花、屋尘、冰箱内或地下室均可产生和生长。由于室内外温度与湿度的差异，所以室内的真菌种类和数量与同期室外有所不同。

大量的真菌孢子常能全年出现在户外大气中，有报道称，其数量取决于水分、营养、温度和风力等环境因素，可超出花粉 100 ~ 1 000 倍。

除少数几种真菌是以裂殖或芽殖方式进行繁殖外，大多数真菌是在菌丝体上形成大量无性孢子进行繁殖的。只要遇到适宜的环境，孢子就可以发芽生成菌丝体。真菌孢子的形态是多种多样的，有的是单细胞，有的是多细胞。有的真菌且仅产生无性孢子，如菌类、毒菌和腐木真菌等。有些则产生有性孢子，如锈菌和黑穗菌，有的呈湿黏状，有的呈干粉状，易受风传播。真菌引起呼吸道过敏的程度是依空气中真菌的浓度、沉降率和真菌过敏原的生化含量而定的。

北京地区大气中常见的致敏真菌有：

交链孢霉：这是我们在早期研究中发现最多的一种真菌。其孢子到处可见。它的抗原性较强；过敏原皮肤试验反应率也高。国外也有不少文献报道指出，交链孢霉是过敏性鼻炎、支气管哮喘和过敏性结膜炎常的见病因。孢子特征为多细胞结构，色深，在镜检时极易辨认（图 5 - 2）。

其他常见的致敏真菌还有：曲霉菌、青霉菌、毛霉属，它们在我们的生活环境中到处可见。

镰刀菌常见于大气中，分布较广。黑根霉也称匍枝根霉，俗称锈菌。国外一些学者已证实，黑粉霉可以引起似花粉症的症状和哮喘。螨孢霉的孢子抗原性与交链孢霉密切相关，单孢枝霉亦称着色芽生菌均常见于大气中。

对真菌过敏的预防措施：

（1）保持室内清洁卫生、干燥，日照充足。

（2）经常保持室内空气流通，常打开窗户通风。

（3）不宜在开放 24 小时的空调房间内长时间工作或休息。

（4）居室内不使用地毯或悬挂厚重的窗帘。

（5）褥垫和枕物要经常换洗、晾晒或更新。

（6）居室内不宜存放花草和饲养动物。

（7）室内的温度和湿度要根据天气的变化保持适当，不宜湿度太大。

3. 螨

我国对于螨的研究起步较晚。早在 1897 年就有人提出螨的存在。并且注意到被褥和家具上有尘螨的存在，他们确信螨能引起哮喘，并建议采用种种避免与螨接触的措施。直到 1960 年，螨作为屋尘过敏激发物的学说才为许多研究所证实。1964 年，一些学者首先对屋尘过敏原的由来进行了研究，并肯定了屋尘螨与屋尘过敏在哮喘患者中的关系。他们的研究结果已得到许多学者的认同。

在 20 世纪 70 年代另有人提出，在过敏性疾病中，屋尘螨是一种重要的致敏原（即使是微小量）。据报道，$0.05 \sim 1\mu g$ 螨过敏原即可引起过敏性患者产生哮喘性反应。研究人员发现，螨浸出液比屋尘的效能高 100 倍。在欧洲，螨是屋尘过敏原重要的组成部分之一，皮肤试验、支气管激发试验、IgE 体外试验和白细胞组胺释放试验已证实了这一发现。

随后，其他人的研究也进一步证明屋尘与两种螨（屋尘螨和粉尘螨）有关。

20 世纪 70 年代，上海的一项调查显示，哮喘患者对粉尘螨浸液的阳性率为 77.5%，而对照为 16.7%。至于螨与儿童哮喘病的关系，其看法尚未完全一致。但有人认为，它是儿童哮喘患者的一种极为常见的过敏原。

80 年代前后，我国有学者对螨引发过敏性鼻炎和哮喘进行了研究，并肯定尘螨是一种很强的过敏原。有人报道，屋尘和螨过敏原浸液治疗过敏性鼻炎伴有哮喘均有疗效。还有研究者观察到，哮喘患者外周血中 IgD 量明显高于正常人，且与粉尘螨皮试结果显著相关。

（1）如何认识尘螨　螨是属蛛形纲的一种微小动物，广布于世界各地。1967 年研究人员的观察表明，来自荷兰、德国、英国、澳大利亚、巴西和伊朗等国的屋尘标本均含有数量不等的屋尘螨。在美国还发现更重要的粉尘螨。

1975 年，有报道称，最适合螨生长的温度为 $25 \sim 30^\circ\text{C}$，相对湿度为 75% ~ 80%。同期，有人发现，多数患者在炎热季节和湿度较高时喘病发作严重。鉴于螨在温暖潮湿条件下生长良好，他们认为对于一些有明显季节性发作的哮喘患者，应怀疑是否为屋尘螨过敏。

随后日本发现屋尘内含有 36 种螨，1g 粉状屋尘含 10 ~ 2 000 只螨。

1979 年，阿尔莲等从屋尘过敏的患者住处取样，发现 100% 的标本中有螨。每克屋尘中含螨的数量为 10 ~ 1600 只，螨在 7、8 月密度最高。在炎热季节末，螨的密度最低。

从医院或不同住家收集到的屋尘证明，屋尘螨的含量差别很大。住家垫褥内含有大量的螨，可能由于人的皮屑是螨的良好培养基。

西班牙一份报道也证实，居室里的螨主要来源于屋尘，能诱发呼吸道和皮肤过敏。

广布于世界各地最重要的螨（图 5 - 4），其中有屋尘螨、粉尘螨、粗脚粉螨、家食甜螨、埋内宇尘螨等。

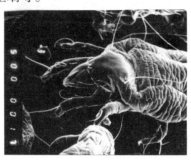

图 5 - 4   螨的电镜扫描照片

现已证实，直接用螨过敏原进行攻击时，能引发鼻部和支气管的反应，说明螨在过敏性气道疾病中占有重要的地位。

上海地区尘螨性哮喘好发于春秋季，符合于尘螨的季节消长。影响到尘螨生存的主要条件为温度和湿度，最宜温度为（25±2）℃相对湿度为75%~80%最适。

（2）屋尘螨的抗原性   早在 1968 年，有人认为屋尘螨和粉尘螨之间的抗原性近似。他们发现患者对一种螨皮肤试验反应阳性时，对另一种螨的亦呈阳性反应。多数皮肤试验阳性反应的患者，用屋尘螨作激发试验时亦为阳性。

1976 年，研究人员还从 36 种螨中筛选出 7 种螨进行培养和抗原性试验，发现这些螨种均具有各自的特异性抗原，种与种之间还呈交叉性抗原性反应。其中两种屋尘螨和粉尘螨的抗原性几乎相同，并与屋尘过敏原关系最为密切，而且近期的研究结果证明它们二者之间存有明显的交叉反应。

（3）治疗鼻炎和哮喘，除螨应首当其冲   潮湿闷热的夏季是尘螨一年中的繁殖高峰期，很多过敏性鼻炎患者在此时旧病复发。有资料显示，过敏性鼻炎患者的过敏症状很大一部分是家中螨虫引起的。另据最新报道，尘螨引起的哮喘可以表现为季节性哮喘，每逢 7~10 月或冬季发作，也可表现为常年性哮喘或一年四季间断性发作。

我们应抓住尘螨过敏的特点：①室内症状重，室外症状轻。②上床症状重，离开床上症状轻。尘螨最多的地方要数地毯、棉被、床垫、枕头、地板、沙发等。随着人们的活动（如扫地、铺床叠被），螨虫就进入室内大气中，并分布在室内各个角落。尘螨的大小虽然只有 30~300μm，却非常容易引起过敏性鼻炎。螨虫的尸体、分泌物和排泄物也可使人过敏。尘螨进入人体呼吸道或与皮肤接触，都会使人产生打喷嚏、流鼻涕、鼻塞、鼻眼耳痒，咳嗽、气喘等症状。

为了防治家庭螨虫，我们可采取以下几点措施。

（1）不铺地毯。

（2）不封闭阳台。

（3）经常打开门窗通风。

（4）不长期持续使用空调。

（5）被褥、枕芯、床垫要经常洗涤和暴晒。

（6）打扫卫生要避免尘土飞扬。

（7）不养宠物。

（8）必要时使用低浓度、低毒性植物杀虫剂消灭。

4. 屋尘

屋尘是非季节性过敏性疾病的重要过敏原，在许多国家仍是个重要的问题。屋尘与大气中的尘土有所不同，前者是一种混合物，成分较为复杂，重量很轻。它不仅含有似棉絮状的有机物，如棉絮、棕、丝、兽毛、禽绒、人和动物皮屑、昆虫等，而且还含有空气中的花粉和真菌。至于室外的尘土则由无机物组成，带有高度的刺激性，例如户外的风沙等。对屋尘过敏者一般多见于气候寒冷的北方，在北方的冷天里气压较低，湿气散失很快，因而造成室内干燥，屋尘到处飞扬。关于屋尘其抗原性究竟取决于何种组分问题，过去已有不少研究，有的人认为是真菌孢子，有的人则认为腐化的纤维为其重要过敏原。后来又有不少人注意到屋尘中的螨在过敏性疾病发生上的作用（图5-5）。

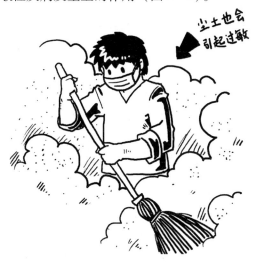

尘土也会引起过敏

图5-5　预防屋尘过敏

早在1662年，Helmont首先提出接触尘埃而引发哮喘的见解。虽然许多哮喘患者强调屋尘可导致病情加重，但由于屋尘的成分复杂，不同的环境、不同的条件，屋尘的含量差异很大，因而也有一些研究人员把屋尘看做是一种非特异性刺激物。

由于屋尘内含有不少螨，所以哮喘与螨的关系非常密切。屋尘与螨之间的抗原性有不少相似点，现归纳如下：

（1）屋尘与螨之间具有一种紧密的过敏原性关系。用它们进行皮肤试验时也证明二者之间有着一定的相互关系。

（2）屋尘过敏原的效能主要取决于螨的含量。

（3）对屋尘浸出液吸入试验反应为阳性的患者，对螨浸出液的反应亦为阳性。

（4）屋尘、螨与被动转移皮肤试验和滴度之间有着密切的联系。

（5）使用不同的过敏性血清做皮肤致敏性抗体的体内和体外中和试验证实，屋尘的过敏原性与螨相一致。

（6）用放射过敏原吸附试验法发现屋尘与螨之间的同位素计量有着密切的关系。与其他过敏原，如蟑螂、书虱、曲霉菌则无关。

（7）一定量的屋尘 IgE 可被螨吸附。反之，一定量的螨 IgE 亦可被屋尘吸附。

5. 动物皮屑、兽毛、蚕丝、棉絮、木棉、羽绒

兽毛、羽绒在吸入性过敏原中的重要性远不及动物皮屑。兽毛或羽绒因放置过久变成脆片而容易在空气中所传播，因此常成为屋尘的重要组成部分，所以才会出现并非完全由兽毛或羽绒而引发的过敏反应。动物皮屑主要包括猫、狗、马和牛（图 5 - 6）等皮屑。据报道，在过敏反应人群中，约25％的人对猫、狗皮屑呈阳性皮试反应。

对动物皮屑敏感者主要是对皮屑的可溶性成分过敏，而不是对含角蛋白的兽毛本身。如充分清除皮屑，纯净的兽毛很少或不具有过敏性。此外，对动物皮屑敏感者也对动物血清蛋白敏感。更有趣的是，对动物皮屑敏感者也可能对其唾液过敏。

1998 年，我国学者对猫源性过敏反应进行了研究。他们在报道中指出，猫源性过敏反应发病率较高；猫抗原分布十分广泛，在无论有无猫存在的地方都可以发现猫抗原。猫通过舔洗和整理皮毛而将唾液分布在皮毛上，其抗原物质可飘散在空气中，从而引起过敏反应。

综上所述，皮屑、唾液比兽毛本身更富有抗原性，因此接触加工过的皮毛或地毯中的动物毛时，其过敏反应的程度要比接触活性动物时轻，甚至没有反应。兽医、家禽和动物饲养员或研究人员，由于他们与动物直接接触繁多，所以容易产生过敏反应。羊绒常被认为是一种刺激物，接触后可能引起皮肤瘙痒或使原有的皮炎加重，但它并非真正的过敏原。人们对它究竟是不是一种非特异性刺激物尚有争议。

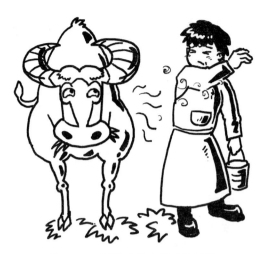

图 5 - 6　留神动物皮屑引发过敏

羽绒常用于枕物、衣被，有人说，由于它们与人们的鼻腔和口腔接触较近，所以，容易引起呼吸道的过敏反应。有人则认为加工过的羽绒对人无害，其发生过敏的原因在于它们陈旧或磨损后，变成碎片或粉末，其中又混入屋尘、真菌、螨等过敏原，这才使人引发过敏反应。对此尚需进一步观察和研究。

未加工过的棉绒引起过敏的现象并不少见，但对精致或加工过的棉花，如药用脱脂棉及棉纺织品等过敏则非常罕见。由于棉籽是一种较强的过敏原，所以不宜用它制备过敏原浸液。木棉与棉籽在植物学上同为一热带植物，对棉籽过敏的患者通常也对木棉敏感。

6. 昆虫

最常引起过敏的昆虫首先是蜜蜂。经叮刺后可引起由 IgE 介导的 I 型过敏反应性疾病。每当鲜花盛开、香味扑鼻、绿树成荫的时节，久住在城市里的人就喜欢到郊区游玩。但当你玩得兴高采烈或者悠悠自得的时候，很可能会在无意之中触怒了正在采蜜的蜜蜂（图 5 - 7）。它们会冷不丁地向你的头面部（尤以眼睑、口唇、颊部多见）、颈、手足等处蜇刺过来。被蜇部位的皮肤会立即出现过敏反应。还有的人对蜂蜜也会过敏，这可能与蜜蜂采集的某种花粉有关（图 5 - 8）。

昆虫过敏的急性临床表现既包括刺痒、红肿、疼痛或荨麻疹等局部反应，也包括严重的全身性反应，如定向力障碍、神志丧失、大小便失禁、恶心、呕吐、腹痛、呼吸困难、哮鸣、胸紧、声嘶、喉堵等症状。迟发的全身反应一般在蜂蜇后 2 小时至 3 周内发生，表现为血清病，如发烧、关节痛、淋巴结肿大、荨麻疹、血管神经性水肿、紫癜等；神经系统反应为周围神经炎、偏瘫或脑病、血凝缺陷和过敏性脉管炎等。如果多处受蜇还可出现急性中毒反应，需要当做人命关天的重病进行救治。昆虫（如蜂类）的毒汁含组胺、五羟色胺、乙酰胆碱、徐缓激肽、溶血肽、神经毒肽和酶（透明质酸酶、卵磷脂酶和胆碱脂酶）等。人们遇到对昆虫过敏时，轻者用抗过敏药治疗，重者还需用肾上腺素、氨茶碱或糖皮质类激素治疗。

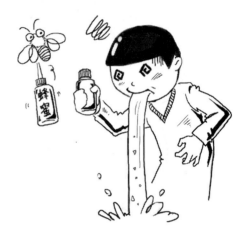

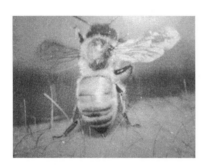

图 5 - 7　蜜蜂

图 5 - 8　蜂蜜过敏引起的呕吐

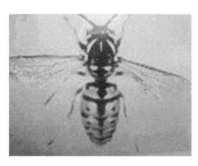

图 5 - 9　黄蜂

为了防止黄蜂对我们引发的过敏，如果我们没有一定的经验，千万不要随意去捅马蜂窝，以防黄蜂的侵袭（图 5 - 9）。

在昆虫过敏中还有那令人厌恶的蟑螂。对蟑螂引起人们过敏的问题，已引起我们的重视，尤其是在美国。有资料显示，蟑螂是地球上最古老的住客之一。在美国伊里诺伊州发掘的一块化石，蟑螂也留下其身影，据考证已有3亿年历史。亿万年来，这种令人讨厌的昆虫不但没有绝种，而且已经发展到今天的数千种。据报道，蟑螂的生命力相当强，据说将它的头割掉，它还能苟延残喘地产卵。所以，我们对于蟑螂引起过敏的问题要格外留神。

1960 年，国外学者首先对蟑螂过敏进行了报道。哮喘病患者对蟑螂过敏原过敏的发生率为40% ~ 70%。康氏等指出，芝加哥地区的哮喘患者对德国蟑螂过敏原的皮试、血清 IgE 抗体或支气管激发试验均呈阳性反应者高达60%（图 5 - 10）。

在美国一些生活条件较差的城市居民中，很多人对蟑螂浸出液皮试、ＰＫ试验呈阳性反应。皮试阳性者对支气管激发试验可呈现双向反应，而且这种反应可被色甘酸钠抑制。过去已有人从蟑螂浸出液中提出三种纯活性物质，这些活性物质可使白细胞组胺释放试验呈现阳性反应。

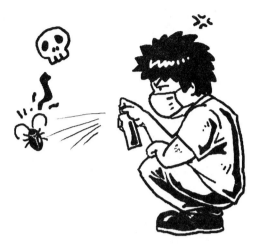

图 5 - 10　预防蟑螂过敏先灭蟑

在新奥尔良的研究人员证实，德国蟑螂整体和粪便浸出液与放射过敏原吸附试验活性高度相关，并已鉴定出五种过敏原。他们的 37 份血清测试结果显示，免疫球蛋白 E 结合的反应性达到了 50% ~ 80%。

20 世纪 90 年代，我国对美洲大蠊等五种优势蟑螂进行了化学特性和免疫活性分析，结果发现五种蟑螂均有致敏性。其中美洲大蠊和澳洲大蠊，在皮试和对流电泳中均呈强阳性反应。

吸入、接触某些昆虫或被其叮咬、刺蜇均可引起过敏反应。蝶和蛾翼所附的磷粉容易脱落飞散，被人吸入后可发生过敏性鼻炎和哮喘。有资料证明，蝶和蛾的磷粉的直径为 40 ~ 100μm，大于花粉和真菌孢子，系吸入性过敏原。

蝶、蛾翼磷粉作为吸入性过敏原还能引发哮喘。1998 年，西安医大对此就有报道。2001 年，广州医学院第二附属医院变态反应科曾对 300 例过敏病患者应用蛾过敏原进行皮内试验及血清特异性 IgE 检测，皮试阳性者有 94 人，阳性率为 31.38%；血清特异性 IgE 阳性者有 131 人，阳性率为 43.66%，进一步证实蛾是一种常见的过敏原。

90 年代末，我国有学者对苍蝇翅膀上的粒子进行了研究。他们用毛翅蝇制成过敏原浸液，在对 81 位过敏性鼻炎患者进行皮内试验中发现，有 51 人呈阳性反应。他们又用 IRMA 方法检测，发现 58.8% 皮试阳性患者 sIgE 亦为阳性。在 51 位阳性皮试患者中，鼻激发试验阳性者有 28 人，占 54.9%。

昆虫过敏的救治与预防措施：

（1）将受蜇部位中的毒囊和毒刺立即用镊子将它们取出，以防毒囊中的毒液继续排放入体内。

（2）如果叮蜇部位是在四肢，可在近端扎一止血带，以延缓毒液的吸收；

如果是其他部位，可用0.01%肾上腺素做局部封闭。局部红肿严重时，须冷敷止肿止痒，切忌热敷。症状严重时，必须及时到医院救治，以防其他意外。

（3）对有过敏体质的人去野外游玩时要做好个人防护，如戴上大草帽和穿上素色长袖衫。

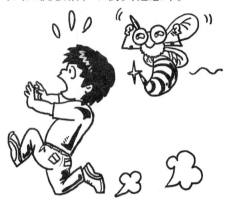

（4）不使用带香味的化妆品，以免招致蜇伤。

（5）不随意激怒昆虫，以防遭到侵袭（图5－11）。

（6）皮肤特别敏感的人应在夏季采取防蚊措施，如预备和使用驱蚊器、蚊香或喷洒杀虫剂（过敏者慎用）等。

图5－11　提防昆虫过敏

（7）搞好室内外卫生，及时消灭蚊蝇、蟑螂和蝶蛾。

二、食物

对于食物过敏要有一个严格的判定标准，不宜仅凭患者主诉或单纯依靠体内皮肤试验、体外特异性IgE检测的阳性结果作为过敏的唯一依据，因为这些试验有时可以出现假阳性或假阴性反应。为此，最近有资料提示，食物激发试验是一个比较好的选择（图5－12）。但这一试验存在不安全的隐患，所以必须在严密的医学监控下进行。来自美国疾病控制中心的数据显示，约4%的美国人对至少一种食物过敏，其中包括300万名儿童，比十年前增加了18%。部分患者接触极少量抗原后出现过敏性休克，甚至死亡。食物过敏还与特应性皮炎和湿疹密切相关。

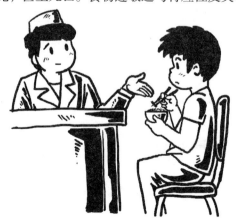

图5－12　食物过敏激发实验

1. 牛奶

全世界的成人和儿童对牛奶过敏者占2.0%～2.5%。对牛奶过敏的症状常从儿童早期开始。牛奶含有若干种蛋白质，例如酪蛋白，占总蛋白质的80%，乳清蛋白质占总蛋白质的20%。多数对牛奶过敏的患者体内对一种以上的牛奶蛋白质有特异性IgE抗体。有报道称，对牛乳敏感的人有时可能耐受经过加热的牛奶，有些人则能适应脱脂或含乳酸菌的牛乳，就是不能喝鲜奶。炼乳是被蒸发到一半溶剂的牛乳，其过敏原性较弱。奶粉有时也能被人耐受。这些情况均是因人而异，饮用时必须进行密切观察。对牛奶皮试阳性者，有时也会对牛肉出现皮肤阳性反应，我们在过去的临床皮试中就曾经遇到过数例（图5-13）。

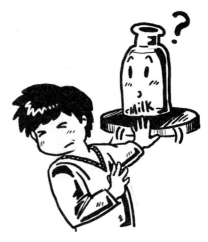

图5-13 拒喝牛奶防过敏

2. 蛋类

在美国和欧洲，蛋类是食物过敏反应的常见原因。在各种禽类中，对鸡蛋过敏者要比对鸭蛋过敏者稍多一些，对蛋白（白蛋白）过敏者要比对蛋黄过敏者多些。蛋白中的主要蛋白质是卵白蛋白，还有一些卵黏蛋白、类卵黏蛋白、卵还铁蛋白和溶菌酶等。蛋黄可用超速离心机分离出两部分，一是含有颗粒状蛋白质部分，二是上清部分含有类脂质部分。有些研究表明，敏感者往往仅对

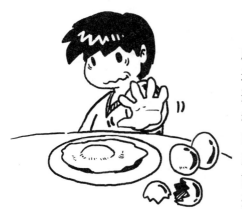

图5-14 拒食鸡蛋防过敏

蛋白起反应。皮肤试验证明，卵白蛋白、类卵黏蛋白和溶菌酶均具有过敏原性，而白蛋白则不具有过敏原活性。如今有报道称，对鸡蛋过敏者在食入鸡肉时也会产生反应；对鸡肉过敏者也能对鸡蛋产生反应（图5-14）。

3. 鱼类

鱼消耗量越大的国家，通常对鱼过敏者也就越多。例如在斯堪的纳维亚的国家里，对鳕鱼过敏者极为常见。鱼在变态反应学史上占有特殊位置。1921年，Prausnitz和Kustner创立的血清被动转移试验（P K 试验）就是用鱼过敏原做的（图5-15）。

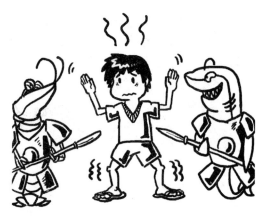

图 5 - 15　留神鱼过敏

4. 虾

在甲壳纲过敏原中，研究最多的要属虾。对虾过敏者不算少数（图 5 - 16）。

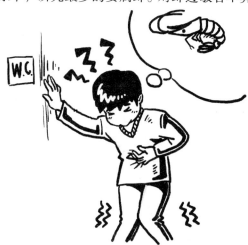

图 5 - 16　虾过敏引起的胃肠反应

5. 牛肉、羊肉、猪肉、鸡肉、鸭肉及其他动物肉

在对肉食过敏者中，有的人是对肉本身有反应，有的人则是对饲养动物所用的饲料有反应。例如有的人吃内地的羊肉不过敏，而吃内蒙古大草原的羊肉就过敏。这种现象很可能与喂养饲料中的牧草有关，因为其中可能含有牧草的花粉或花籽，这一点对花粉过敏症患者来说尤为重要（图 5 - 17）。

6. 谷类

小麦是我们日常生活中最常食用的谷物，也是消化道系统过敏的重要过敏原，尤其是在我国的北方地区。小麦、大米、玉米均属禾本科植物，有人因吃面食而引起胃肠道过敏，如腹痛、腹泻、黏液便等。对小麦食品引发的严重过敏性

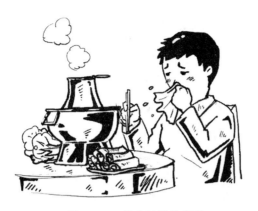

图 5 - 17　羊肉过敏的表现

反应，在国内外已时有发生。此外，已知对禾本科植物花粉过敏者在食面食时尤应加以注意。

7. 花生

在北美和欧洲等国家，分别有 1% 和 0.5% 的儿童及成人对花生过敏。在美国、英国和法国有 0.5% ~ 1% 的人对花生过敏，美国每年有 100 ~ 200 名患者死于花生过敏。据报道我国约有 4% 的患者对花生过敏。对花生产生的过敏反应往往是急性而严重的。人们习惯将花生过敏原分为白蛋白（水溶性）和球蛋白（盐溶性）。花生过敏已严重影响了部分人群的生活质量，随着花生食品加工业的发展，人们直接食用花生食品的机会不断增大，花生过敏人群也相应增多。这一点应当引起人们的重视（图 5 - 18）。

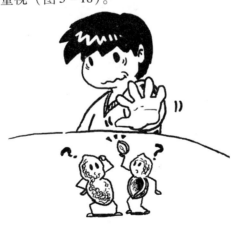

图 5 - 18　拒食引起过敏的花生

8. 大豆

大豆也叫黄豆，学名为中国豆。它含淀粉很少，类蛋白含量丰富，常做成豆腐或豆浆供人食用。在国外，虽然大豆不如牛奶、鸡蛋和花生那样普及，但在许多国家里，大豆仍是引发儿童过敏的一种原因。

9. 硬壳干果

硬壳干果如核桃、栗子、杏仁、榛子等与鱼一样同是强有力的过敏原。有资料证明，杏仁有两种主要过敏原。一种是耐热的蛋白质，另一种是不耐热的。

10. 蔬菜类

蔬菜很少引起严重的过敏反应，虽然许多蔬菜同属一个科属，但尚无更多的资料证明它们之间会同时出现类似的过敏反应。例如菠菜属藜科植物，但至今尚未见到对菠菜过敏的人同时对藜科花粉过敏，所以蔬菜与植物花粉之间有无相关性有待进一步考察。

我们在对蔬菜过敏进行研究时，同时应就蔬菜的植物学知识有个简要的了解。比如人们通常以为花生是一种带硬壳的干果，实际上，蚕豆、豌豆和花生同属于豆科植物；胡萝卜、芹菜同属于伞形科植物；甘薯则属于旋花科植物；茄子、番茄和马铃薯合并为茄科；甜瓜、胡瓜、南瓜、西瓜属于葫芦科；莴苣、香菜等属于菊科；白菜、菜花、西兰花、萝卜、芜青属于十字花科。

11. 水果类

全世界因为吃水果而发生过敏的现象一年四季均可见到，但以水果旺季最为多见。有人认为，含有小核的水果常是荨麻疹的病因。以往草莓只是国外的一种重要的过敏原，但是近年来，我国吃草莓人数正在不断增加，所以，对草莓过敏者也有可能逐渐增加。

三、细菌

在临床过敏反应工作中，我们常常遇到个别患者因呼吸道反复感染而出现哮喘症状，然而各种过敏原浸液试验均呈阴性反应。在这种情况下，可根据病史考虑选用自家细菌疫苗进行治疗。细菌包括两种主要成分，一为多糖体，二为蛋白质。据一些人的研究，认为前者可引起即发型反应，而后者则以迟发型为多见。对于反复由呼吸道感染而激发的哮喘患者，可取其咽拭子或通过痰培养，分离出反复培养的细菌并制成自家菌苗，使每毫升含6亿细菌，按1:1 000、1:100、1:10的比例加以稀释，然后为患者进行皮肤试验，以观察其即时反应或双向反应。一般即时反应并不明显，个别患者可有结核菌素样反应。一些皮试阳性者在使用自家疫苗治疗后可能获得意想不到的疗效。阴性者也并非无效。因为细菌疫苗皮试的阳性率及准确性均不太高，所以选用自家疫苗治疗时，可以进行临床疗效观察。

1992年，我国曾对支气管哮喘病患者进行疫苗防治，结果自家菌苗治疗组82人，痊愈4人，占4.87%；显效46人，占56.10%；有效20人，占24.40%。

无效者多为老年或伴有反复发作的慢性感染者。贮存菌苗治疗组142人，痊愈9人，占6.34%；显效79人，占55.64%；有效30人，占21.13；无效22人，占15.49%；恶化2人，占1.4%。

另据上海一份报道，菌苗治疗支气管哮喘是因为菌苗具有免疫增强剂的作用。1957～1963年，他们用自家疫苗治疗了149位哮喘病患者，使6.1%的患者的病情得到完全控制，53.6%明显缓解，26.1%无效，4%恶化。在有效组中，患者以感染为主要激发因素，无效者则以非感染为激发因素。因自家疫苗制备烦琐，后改用呼吸道常见细菌制成储存菌苗，结果疗效要比自家疫苗好。这说明疫苗治疗能起到免疫增强的作用，而并非是一种脱敏治疗。

四、计算机

最近瑞典斯德哥尔摩大学的一项研究表明，计算机影响人体健康的不仅仅是辐射，而是大多数计算机显示器中所使用的一种使光起延缓作用的延缓剂TTP。TTP会使计算机使用者发生过敏反应。有18种显示器发出的过敏原TTP可以引发头痛、皮肤瘙痒以及鼻子充血等症状。研究人员发现，计算机启动后，零部件会不断发热，使TTP从显示器中溢出，而且TTP会随着计算机使用时间的增加而增多。所以，长期使用比较旧的计算机发生过敏的危险就更大。

五、药物

1. 严防药物过敏反应

常引起过敏反应的药物有：血清制剂、青霉素、红霉素、巴比妥类、碘按类药物等，对有过敏体质者来说，发生药物过敏反应的概率较大。此外，我们要认识到，有些药物的过敏反应与用药剂量之间，与投药方式，如滴耳、外敷、吸入、栓剂之间没有直接的关系。所以使用微小的剂量，即使是针尖大的量，或采取任何不同的方式也都会引起强烈的过敏反应。

由于产生药物过敏的前提是需要一个致敏期，其时间长短不定（多为1～2周），如果患者已经被致敏，当再次接触同一药物时即可迅速发生反应，多则一天，少则数秒钟。一旦反应发生，若不及时抢救，将会危及生命。一般导致反应的剂量极小，有时不是药物本身引发的，而是吸入了医院空气中的某种药物的微小颗粒（如青霉素等）。当皮肤局部染上青霉素，或吃了青霉菌污染的食品，如为第一次接触，即进入了致敏期，再次接触时就可能会发生过敏反应。对于多数人而言，这都是难以把握的事。因为你往往意识不到自己是首次接触还是再次接触。所以，使用任何药物时都要慎重，要在医生的指导下按处方用药；并在服药后注意密切观察，千万不要自己随意用药或擅自加大药量，因为它们潜藏着很大的风险。有些用药必须经过皮试无反应后才可使用。有时试验虽为阴性，但在使用时仍要密切注意和观察，不可掉以轻心。例如对青霉素过敏就有潜伏期，虽然皮肤试验当时没有反应，而接受足量青霉素后才发生皮疹、呕吐甚至哮喘等过敏现象，严重者还可能出现呼吸困难而危及生命。所以，我们要了解青霉素过敏有速发型和迟发性两种类型，皮试剂量小，浓度低，药物过敏存在一定的潜伏期，在使用青霉素后，可能出现迟发性过敏症状。一旦出现皮疹、麻木、喉头水肿等过敏反应，应立即停药并进行抗过敏治疗，及时就医，不可延误。

2. 药物过敏的临床表现

重要而常见的药物过敏反应有：①药物热。这种发热与用药有直接关系，并非一般感冒发烧或炎症。所以，即便服用了退烧药或消炎药也无济于事。而停服该药后，多数人体温可以迅速下降。②药疹。常发生于药物热之后或二者同时发生。常见的药物疹有：荨麻疹、血管性水肿、猩红热、麻疹样皮疹、湿疹、紫癜、剥脱性皮炎、固定性药物疹等。③过敏性休克。往往发生于注射药物的瞬间，需要立即紧急救治，不能有任何延误。患者最初全身瘙痒，继而出现药疹、皮疹，常有头晕、无力、舌和四肢末端刺激感、血压下降，甚至出现腹绞痛、尿失禁、鼻炎、哮喘等。如血管性水肿发生在喉部，可引起急性喉阻塞及窒息，并迅速进入昏迷状态，因呼吸和衰竭等而死亡。④血细胞损伤。严重药物过敏可出现血嗜酸性粒细胞增多。Ⅱ型药物过敏反应常导致某一细胞或全细胞减少。⑤肝、肾功能损伤。这是药物过敏病情严重的一种标志。

药物有天然药物与合成药物之分，前者的致敏性较弱，后者的致敏性较强。抗原有抗原与半抗原之分，花粉、食物或其他吸入物等为抗原，而合成药物则属半抗原。随着医疗水平的不断提高，使用各种药物的种类和人数逐渐增多，所以，药物过敏者也相应增多了。

如果你曾对某一种药物发生过敏反应，那么，对这种药物或与此药物化学结构相同的药物都应避免使用。药物过敏者要终身牢记，并在病案首页的明处用红笔将曾经引起过敏反应的药物加以标注，以免再次使用而发生意外。此外，有些药物还必须经过皮试证明阴性后方可使用，如青霉素等。但要提醒大家的是，有的人对药物皮试反应迟缓，因此用药后需进行密切观察。出现迟发过敏反应的患者应立即停止用药和去医院就诊。总之，我们在服用每一药物时，要仔细阅读说明书，详细了解它的不良反应。

3. 来自阿司匹林的哮喘

过去人们每逢伤风感冒、发烧，总喜欢服几片阿司匹林或含阿司匹林成分的药片。不过，人们往往只知其利，不知其弊。主要是对于阿司匹林所所引起哮喘病发作重视不够。

　　有些患者开始服用阿司匹林时并无任何过敏反应，一旦第二次或连续服用时才发生过敏反应。也有少数有过敏体质者由于先天性因素，容易对阿司匹林过敏，即使应用极小剂量也可发生严重的或致死性的反应。

　　阿司匹林常引起两种过敏反应，即过敏性哮喘（常伴有鼻息肉）和荨麻疹与血管神经性水肿，其中尤以哮喘病最为多见。有学者估计，在鼻炎、哮喘或同时患鼻炎和哮喘的过敏人群中，有 2.5% 的人对阿司匹林有不良反应。在慢性严重的哮喘病儿中，有 28% 的人在服用阿司匹林后肺功能大幅度降低，其中女性多于男性。

　　虽然目前人们对阿司匹林药物致敏的遗传问题尚未弄清，但有些人的确存在阿司匹林药物过敏的家族史。对阿司匹林药物过敏的哮喘患者往往起始于血管运动性鼻炎和鼻溢，还可能发展成有鼻窦或鼻腔息肉的慢性鼻堵塞。这些人的副鼻窦可有液平面和黏膜增厚，哮喘可在不同的间隔期后发生。所谓阿司匹林三联症，即鼻息肉、阿司匹林特异性和顽固性哮喘三种病症连在一起。阿司匹林过敏性哮喘也可以发生于无鼻炎、鼻息肉或鼻窦炎的患者。

　　预防发生以上过敏病的手段，包括避免服用全部含有阿司匹林的药物。过敏者应避免吃经过酒石黄染色的黄色或橘色食品和药物。同时提请哮喘患者注意，在服用阿司匹林药物治疗之前，务必搞清过去用这种药时曾否发生过反应。若发生过反应，应事先告诉医生，以防用药不当发生意外（图 5 - 19）。

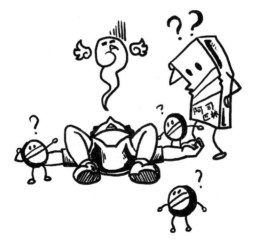

图 5 - 19　阿司匹林引发哮喘莫忽视

4. 吃中药也需防过敏

　　通常人们的注意力多偏重于对西药引起过敏的问题，因为他们认为西药是化学合成的，而中药多数为纯天然的。其实，有些中药也含有化学成分，同样会使人发生过敏反应。全蝎、蜈蚣等含有组胺样物质和溶血蛋白质等，朱砂、轻粉等矿石类中药也含有铅、汞等容易导致人过敏的成分。据报道，不少患者因服用鱼腥草、双黄连、口服牛黄解毒丸，肌内注射板蓝根、穿心莲、柴胡；静脉滴注的复方丹参液，煎服的蒲公英、熟地等药物曾出现过不同程度的过敏反应。

　　中药引起的过敏症状与西药没有不同。由中药引发的过敏反应有荨麻疹、猩红热样皮疹、麻疹样皮疹、多形红斑、湿疹样皮疹等。全身过敏反应有：四肢麻木、大汗淋漓、面色苍白、胸闷气短、血压下降等，严重者可致心律失常、溶血反应、血管神经性水肿、哮喘等；甚至出现休克，若抢救不及时，可危及患者的生命。这都说明有些中草药也会引起严重的过敏反应，我们要提高警惕。

第二节　哮喘与职业

　　在一些成年人的哮喘患者中，有5%～10%的人的发病与工作环境有关。英国的一项研究报告指出，在1989～1997年，诊断肺部疾病与工作相关的职业性哮喘占29%。美国的6个州在1993～1995年共报道了1 101例与职业有关的哮喘病例，其中超过80%的患者为新发哮喘，其余为工作环境加重哮喘。在芬兰，职业性过敏反应占1986～1993年所有职业性疾病的21%。研究者根据一项纳入9个国家43个不同人群的分析估计，从整体上看，9%的偶发哮喘与职业相关。

　　虽然引发哮喘的原因多种多样（如精神情绪因素、内分泌因素、食物或吸入物、药物、运动和感染等），但有些人对于职业性哮喘缺乏足够的了解。

　　职业性哮喘的临床表现与非职业性哮喘非常相似，常是发生鼻炎和结膜炎要早于下呼吸道症状，而且新发的患者常为成人。职业性哮喘有其独特之处，患者发病早期往往下班回家后晚上出现咳喘，周末或节假日症状缓解；随着病情的进展，咳喘可出现于工作环境中或居家休息日内。因此，人们不难对职业性哮喘作出判断。

　　由于职业性哮喘具备上述特征，所以可以通过避免疗法受益。有的人脱离原职业接触后病情即可缓解。但有些人则即使脱离致病环境多年，其症状仍不能完全缓解。因而一旦患上职业性哮喘，你可以先调换一个工作试试，避开接触你所过敏的过敏原或刺激物。如果采取这一办法无效，则应去专科医院好好查一下其他过敏原因。

第六章 寻找过敏与过敏原的途径

第一节 自我观察

在我们日常生活中您一旦出现过敏症状，千万不要惊慌，您要发挥主观能动性，及时仔细观察和查找过敏的原因。通过自身地努力，也许您能够发现自己是对哪一种东西过敏。例如，如果您在打扫室内卫生时，尘埃四起立即出现一连串的喷嚏，接着就是没结没完地流清水样鼻涕，有时还伴有鼻和咽部刺痒等症状；又比如当您打开樟木箱或从有樟脑球的箱子里翻取衣物时，突然出现连续性喷嚏、流涕或鼻痒，就从这两件事来看，前者可能是您对屋尘过敏，而后者则是您对樟脑气味过敏。然而，屋尘与户外的尘土不同，它的组成比较复杂，其中可能混有棉毛、羽绒纤维、花粉、真菌孢子或螨等成分。要想搞清楚您究竟是对哪些东西过敏，可以去专科医院进行检查。可以用不同的试验或检测，帮助您找出过敏原。但有一点要提醒您，由于过敏的复杂性和个体的差异，谁也不敢打保票，我们一定能帮助您找到非常准确的病因，尤其是对那些食物过敏的人。又如有人吃了海鲜，便出现单个或片状的荨麻疹，让您瘙痒难忍，虽然这就是食物过敏的一种表现，但您若想知道是对哪一种海鲜过敏，是虾？是蟹？是鱼？还得进行个体化的筛选。为了弄清真正的过敏原，需要耐心和信心。如果吃鸡蛋后出现荨麻疹，就说明您对蛋白过敏，对蛋黄过敏的人比较少见。当您发现真正的过敏原后，就要离它远远的，不去碰它。

第二节 请求医生帮助

如果您每逢春季或夏季或秋季定准出现鼻炎或哮喘等症状，但又无法知道是对何种东西过敏，是花粉？是真菌？是食物？还是其他吸入物？但我们说，您对花粉过敏的可能性比较大，但也不排除对其他东西过敏的可能，也可能是两者或三者并存。单靠自己去寻找花粉或真菌过敏就比较困难，也只好去求医。但同上面所介绍的那样，无论是用体外试验的方法还是体内试验方法去寻找过敏原，都不是十拿九稳的事。因为我们试验用的过敏原浸液是粗制的，有的又是从国外进口的，原材料都是国外当地的，而不是中国本土的，有没有影响，早有争论。有时即便我们查出来是阳性反应，也不是百分之百准确地说您是对这些东西过敏；如果查出来是阴性结果，也不能排除您对这些东西就不过敏。

由上可见，要想得出比较满意的结论不那么容易，不仅需要有经验的临床医生结合个人病史、试验反应的结果、皮肤的敏感性和反应性等多方面进行综合性评定（图6-1）。

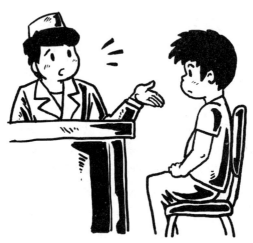

图6-1　请求医生帮助

一、人体细胞动态对过敏的启示

近年来，随着细胞免疫学、分子生物学和炎症研究的不断深入，过敏性反应的研究已经提高到一个新的水平，人们有了不少新的发现。

参与过敏性炎症的细胞及其生物学特性为：在过敏性炎症的发病中，主要涉及过敏原、抗体、细胞、受体和介质五个环节，其中细胞起着关键性作用。细胞有不同的受体，能分泌出多种细胞因子和介质。当过敏原被激发后，能在15～20分钟发生速发性反应。主要参与细胞为T细胞和肥大细胞。在过敏原被激发后4～24小时内发生的迟发性反应，则由嗜酸性粒细胞和嗜碱性粒细胞参与。

1. 让我们一起认识细胞

你知道吗？人体是由约75万亿个细胞组成的，且类别繁多如肌肉细胞、血细胞、骨细胞、脑细胞、肝细胞和生殖细胞等。人们对人体内的血细胞一般都不陌生，也就是我们常说的血球。血球有红白之分，几乎人人都知道。当人体受到病菌感染时，白血球的数目可迅速上升至1万以上。吃点抗生素以后，炎症消退了，白细胞也会随之降下来。有些人对淋巴细胞也有了解，但对体内的嗜酸性粒细胞、嗜碱性粒细胞和肥大细胞会感觉耳生。然而，正是这些细胞的"发达"

或者"凋亡"与过敏有着密切的联系。此外，存在于人体分泌物（鼻涕、痰、粪便黏液）或血液中的嗜酸、嗜碱和肥大细胞也与过敏有关。在人体病理组织中还可以见到癌细胞，我们常根据它们的分化程度判定癌症的早中晚三期，这对挽救癌症患者大有帮助。

从上述事实来看，细胞在我们的生命中多么重要。下面我们要谈的是某些细胞与过敏关系的基本知识。

2. 象征过敏的嗜酸性粒细胞

我们通常能在过敏患者的痰或鼻涕中发现数量不等的嗜酸性粒细胞。而这种细胞被医生视为过敏的依据。

嗜酸性粒细胞是由 Warthin Jones 于 1846 年最早提出来的。1879 年 Ehrlich 将此带有嗜酸性颗粒的白细胞取名为嗜酸性粒细胞。1927 年，Eyermann 发现在过敏性鼻炎患者分泌物中有大量嗜酸性粒细胞浸润，而在非过敏性鼻炎中则不常见。于是，他们把这种检测方法用于过敏性鼻炎、支气管哮喘和过敏性结膜炎的诊断。

嗜酸性粒细胞占血液中白细胞总数的3%。外周血中嗜酸性粒细胞分类技术或直接计数增高是 I 型过敏反应炎症。值得注意的是，当机体受寄生虫感染后，或患恶性肿瘤的患者，嗜酸性粒细胞数亦会增高。

嗜酸性粒细胞的形态特征为：个体较大，为 $10 \sim 15 \mu m$ 圆形，因其富含嗜酸性颗粒而得名，比较容易识别。此外，大多数嗜酸性粒细胞内有双分叶核（图6-2）。

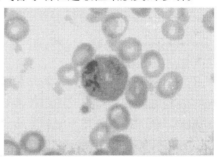

图6-2　嗜酸性粒细胞的容貌

由于收集分泌物和检测分泌物嗜酸性粒细胞简而易行，人们习惯用这种方法来辨别过敏和感染，或过敏合并感染，效果也令人满意。

3. 嗜碱性与嗜酸性粒细胞结盟

由于嗜碱性粒细胞是个"后起之秀"，其名望不及嗜酸性粒细胞。但是嗜碱性粒细胞与嗜酸性粒细胞在诊断过敏病中具有同等重要的地位，并日益受到学者的重视。

一项研究结果表明，过敏原刺激可使某些过敏性哮喘患者痰中的嗜碱性和嗜酸性粒细胞明显增多。

嗜酸性粒细胞与嗜碱性粒细胞，虽然两者仅有一字之差，一个是"酸"，一个是"碱"，但其反应结果却是一样的。例如，研究人员选 19 名过敏性哮喘患者作为实验对象，其中 14 名为双相型哮喘反应患者。分别收集这些患者在接受刺激前和接受刺激后 7 小时和 24 小时的痰标本进行检测，发现双相型哮喘反应者和速发型反应者均出现了嗜碱性粒细胞和嗜酸性粒细胞增多。同时他们发现，双相型哮喘反应者出现嗜酸性粒细胞和肥大细胞增多，而速发型反应者却无此现象。对于双相型哮喘反应者，其痰中嗜碱性粒细胞的增多与过敏原刺激后 24 小时乙酰甲胆碱诱导的气道高反应性程度呈正相关性。尽管过敏原刺激后嗜碱性粒细胞的水平较嗜酸性粒细胞的多，但是研究人员认为，嗜碱性粒细胞数量的大幅变化说明它在气道发生过敏反应方面具有重要作用。有资料表明，过敏性鼻炎患者鼻黏膜嗜碱性粒细胞阳性率达 60%～80%，而非过敏性鼻炎患者仅占 6% 以下。

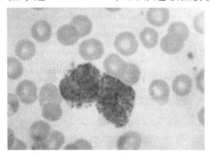

图 6 - 3　嗜碱性粒细胞的容貌

嗜碱性粒细胞在瑞氏染色血涂片中，胞质呈极浅棕红色，核为肾形或分叶形（1～4叶），被颗粒所遮盖，核的轮廓常不清楚，颗粒为嗜碱性且具异染色，呈紫色，直径为5～7μm（图 6 - 3）。

除了上述直接镜检结果外，医生还利用嗜碱性粒细胞脱颗粒试验作为过敏的诊断依据。

早在 1961 年，人们就发现人和致敏动物的 Ⅰ 型过敏反应可借嗜碱性粒细胞脱颗粒反应测出。Shelly 曾通过实际应用证实嗜碱性粒细胞脱颗粒试验的准确性和敏感性，并发现在过敏反应状态下，嗜碱性粒细胞不论在体内外均有颗粒减少现象。

嗜碱性粒细胞和肥大细胞脱颗粒和释放介质，是Ⅰ型过敏反应发生的基本病理改变。嗜碱性粒细胞脱颗粒实验有两种方法：①直接法；②间接法。其原理是在患者或动物嗜碱性粒细胞悬液内加入特异性抗原，致使嗜碱性粒细胞脱颗粒。如果患者的嗜碱性粒细胞已被加入的特异性抗原而被致敏，这种细胞上就会附有特异性IgE，并通过 IgE 的作用导致嗜碱性粒细胞脱颗粒。其过程可借显微镜进行观察。通过试验可证明该过敏原即是导致嗜碱性粒细胞脱颗粒的特异性过敏原。

4. 肥大细胞的免疫调节及其羟肽酶

肥大细胞和嗜碱性粒细胞虽在来源、性质和分布方面都不相同，但它们在表面特征和活性方面非常相似，而且都是 IgE 介导型炎症的主要效应细胞。参与过敏性疾病和免疫调节。

英国南安普顿大学医生最新发现一种由肥大细胞产生的羟肽酶，可作为确定过敏症的标志物。他解释说，很多过敏患者的肥大细胞纤维蛋白溶酶水平升高（通常作为过敏症的血液标志物），但往往不能被检测出。

该医生最近开发了一种用酶联免疫吸附的方法，用来确定血清和血浆羟肽酶水平。羟肽酶是一种与纤维蛋白溶酶相关的蛋白酶。他们用酶联免疫吸附法检测了 181 名过敏患者，其中有 30 名肥大细胞增多患者，209 名健康供血者和 15 名哮喘患者，后两组人作为对照组。他们发现：有过敏反应的患者比没有过敏反应的人的羟肽酶水平显著增高，某些患者的羟肽酶浓度可增高 100 倍；83% 的过敏患者可见纤维蛋白溶酶水平升高；尽管这些肥大细胞酶增高之间没有相关性。值得注意的是，有 70% 的过敏患者的血清纤维蛋白酶水平未升高，仅有羟肽酶的水平升高。所以，可以确定羟肽酶的测定可以作为诊断过敏病的一个新标志物。

5. 分泌物中嗜酸性粒细胞的检测方法

眼、鼻、气管分泌物的细胞学检查在诊断过敏性疾病中占有重要的地位。其采样方法简单易行，不会给患者带来任何痛苦。例如，留鼻涕标本时，可让患者将鼻涕擤入一容器中，或让患者将痰液直接吐入标本盒中。然后，用棉签取少许黏液鼻涕或痰液均匀的涂在载物片上，染色后进行检验。嗜酸性粒细胞的染色方法以美国韩氏法最为清晰。

如果在分泌物中被检测出大量的嗜酸性粒细胞，即可作为过敏的依据。当嗜中性白细胞占上风时，则要考虑感染的问题。如嗜酸性粒细胞与嗜中性粒细胞比例相当时，要考虑过敏与感染同时并存。

6. 鼻分泌物中肥大细胞与杯状细胞检测

过敏性鼻炎的诊断除依靠病史、症状、过敏原皮试、血清 IgE 测定等项检查外，鼻分泌物细胞学检查也能为鉴别诊断提供依据。

虽然肥大细胞和嗜碱性粒细胞的来源、性质和分布都不相同，但它们的表面特征和活性方面都非常相似，也都是 IgE 介导型炎症的主要效应细胞。

肥大细胞的形态呈多样性，通常为圆形或椭圆形，直径为 $10 \sim 15 \mu m$，表面有许多放射状突起；细胞核呈圆形，位于细胞中央；胞浆内充满很多特异性颗粒，用碱性染料（甲苯胺蓝）染色时呈紫红色，颗粒内含有大量的组胺、肝素、TNFa 和其他炎性介质，还含有超氧化歧化酶、过氧化物酶和许多酸性水解酶等。

肥大细胞广泛分布于全身结缔组织中，尤以接受外界刺激较多的黏膜下、皮下居多。它参与过敏性疾病和免疫调节。

杯状细胞又称分泌黏液细胞，也与过敏有关。其胞浆内常有空泡，或充满分泌物；核在底部，核边缘清晰；核染质细粒状，有集结点；细胞呈椭圆形（有的呈杯状），胞浆被染成蓝色，胞核紫色，位于底部。

7. 白细胞组胺释放试验

1964 年，由国外两名研究人员提出嗜碱性粒细胞敏感性测定方法，可分为白细胞组胺释放试验和全血组胺释放试验。这是诊断过敏反应重要的检测方法之一。这种释放反应既是因为加入了患者对之过敏的抗原，也是由于结合在嗜碱性粒细胞膜上存在 IgE 抗体而发生的。组胺是由嗜碱性粒细胞释放的，其释放过程受细胞内环磷酸腺苷水平的调节。

据报道，全血与洗涤白细胞组胺释放结果极为一致（93%）。皮肤试验与全血组胺释放结果表明，皮肤试验阳性的患者，组胺试验亦为阳性。

虽然对组胺释放进行检测的方法可以起到体外替换试验的作用，但该技术在临床应用上却受到了限制，其原因是：①组胺提取和荧光测定既麻烦又费时间；②需要采集的血较多；③操作方法复杂。近年来在检测技术上已有一些改进。常规用于过敏反应的诊断和研究。

8. 淋巴细胞转化试验

淋巴细胞转化试验除了反映产生细胞免疫反应的能力外，也是测定特应性患者敏感性的一种方法。早年的研究表明，小淋巴细胞在体内与抗原接触时可变成大的嗜派洛宁细胞，这就是淋巴细胞转化，与宿主体内的细胞免疫状况有关。1960年，娄威乐发现植物血凝素，与淋巴细胞混合后进行体外培养，数日后可观察到大型母细胞出现分裂旺盛的现象。其后又发现，伴随形态学变化的同时，淋巴细胞的蛋白质与核酸的合成也增加了。这就是 PHA 刺激的淋巴细胞转化现象。后来人们将这种方法应用于过敏反应的研究方面。

1976年，有人将抗原加入特应性患者的淋巴细胞中进行培养，并对其作用进行了观察。他发现在对豚草过敏患者的培养物中，淋巴母细胞数较对照组（非过敏患者）多。这一结果证实了抗原的特异性激发作用。他还观察到，用豚草所获得的淋巴母细胞数与其他过敏试验，如皮试和间接血凝试验结果密切相关。后来，还有人用豚草过敏原与豚草过敏患者的淋巴细胞进行培养，结果既产生了淋巴细胞转化，又获得了特异性 IgE 抗体。

1980年，伯莱克曾用纯化的花粉过敏原（抗原 E、Ra5 和黑麦草 I）进行皮内试验和体外组胺释放试验，并与淋巴细胞转化试验做了比较，也发现抗原 E 的淋巴细胞反应与皮肤试验和组胺释放的敏感性十分相关，对黑麦草 I 和 Ra5 则并非如此，但对抗原 E 的淋巴细胞反应与血清 IgE 水平非常有关。因此他们认为，速发型过敏反应与过敏患者的淋巴细胞反应很相关。

由于淋巴细胞转化试验极为敏感，只需少量的抗原即可对细胞产生激发作用，因此在研究人过敏反应时采用淋巴细胞转化试验技术还是可取的。

二、用体内试验寻找过敏原

过敏反应的皮肤试验是一种速发型皮肤反应，是由过敏原与皮肤中吸附于肥大细胞上的 IgE 抗体相互作用而产生的，因此被作为最重要的体内诊断方法之一。它不仅可以确定病史中有关特异性激发物，还能测出患者使用过敏原浸液治疗所能承受的耐受量。我们一般用不同浓度的过敏原浸液先行皮内注射，有阳性结果后再稀释成不同的浓度进行浓度滴定，而后进行免疫治疗。

变态反应学学者对于使用什么过敏原浸液进行试验的问题有着不同的意见。有人习惯单独使用一种有关过敏原浸液进行试验，也有人采用两种以上同类过敏原的混合浸液进行试验。为了一次就能获得比较正确的诊断结果，作者认为将各种过敏原浸液分别进行试验较好。

对于季节高峰中有哮喘或有轻度常年性症状的患者，需要加做屋尘或真菌、螨、动物皮屑、羽毛等试验，这对提高花粉症患者的诊断和治疗很有帮助。

花粉过敏症患者一般不需要做食物过敏试验，但有全年性症状或在季节中有胃肠症状者除外。但最新资料提示，对树木花粉过敏者，对其果实也可出现交叉反应。

为了获得较准确的诊断结果，就必须使用质量好、标准统一的过敏原。目前国内一些医院多使用进口的过敏原做试验。现将最常用的划痕试验、点刺试验（划痕试验的改良法）、皮内试验、斑贴试验和被动转移试验（P－K 试验）的相关知识分别介绍如下：

1. 划痕试验

皮肤划痕试验是所有皮肤试验中最古老的和最简单的方法，也是最安全的一种方法。这种试验无痛，更适用于儿童。

【试验方法】

（1）用肥皂水或 70% 酒精将患者背部（适用于儿童）或前臂屈面（适用于成年人）的皮肤擦拭消毒。

（2）待干后用注射针头或特制的划痕器，做一约 3cm 长的直排划痕，以不出血为度。如做两种以上过敏试验，则要相隔 12～25cm。

（3）在每一划痕区放一滴 N/10 氢氧化钠液，再将微量的粉状过敏原放在每一滴上（可用无菌牙签的扁头）轻轻混合（图 6－4）。

（4）另取一滴 N/10 氢氧化钠或无菌生理盐水，不加任何过敏原浸液作对照。

（5）如使用水剂过敏原浸液时，可将液体直接滴在划痕处。

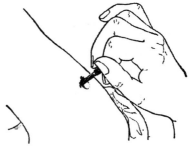

图 6－4　粉状过敏原皮肤划痕试验示意图

【反应的判断】

在 15～30 分钟内观察反应结果。

【结果鉴别】

可根据个人的经验定出一套标准。

（1）一般 " ＋ " 反应为划痕部位稍为隆起，围以轻度淡红晕。

（2）" + + "反应为隆起面积超出原先划痕的上下边缘，并围以较大面积的红晕。

（3）" + + + "反应为隆起的面积呈现伪足，并围以明显和不规则的红晕。

（4）作对照试验的划痕部位无明显隆起和红晕现象。

【注意事项】

（1）划痕要掌握一定的深度，特别禁忌出血，否则会出现不正确的结果。

（2）试验用的每一种过敏原要有准确的编号，并用墨水在每划痕部位旁边加以标记。

（3）宜长期使用同一种类型的器械进行划痕。每做完一种试验，必须将划痕器擦洗干净，然后再做另一次试验。

（4）滴入的溶液如在 10 分钟左右全部蒸发，可另加溶液少许，以保持试验部位的湿润。

（5）滴入过敏原后，应嘱患者不要扭动，以防划痕上的过敏原相互混淆或干扰。

（6）已知对所试验的过敏原浸液有过敏史者，操作时必须特别慎重，并随时进行检测。

（7）划痕试验反应为阴性时，不证明其不存在过敏性。出现阳性反应者仅代表可能的过敏性，还须与临床病史相结合加以鉴别。

（8）划痕试验阴性时，可改用皮内试验继续明确诊断。

（9）试验部位出现较大反应时，应将过敏原浸液立即拭去，以防过敏原浸液继续被吸收而引起机体更多的不良反应。

2. 挑刺或点刺试验（划痕试验改良法）

近年来国内外常采用点刺试验法，因为此法更为简便。

【挑刺试验的方法】

（1）局部用 75% 乙醇消毒。

（2）将过敏原浸液滴在皮肤上，然后取 16 ~ 17 号针头用倾斜的角度通过皮肤上的滴液将皮肤表皮层轻轻挑起，以不出血为度。

【点刺试验的方法】

（1）选一标准的点刺器。

（2）选用前臂屈侧作为点刺部位。

（3）点刺前避免用酒精消毒。可用温水或肥皂水将皮肤洗净，但应避免用力擦拭。

（4）用消毒生理盐水或 Coca 氏浸出液作一空白对照。

（5）用专用玻璃棒蘸取皮试液少许，在试验部位滴上一滴。

（6）用右手拇指及食指持点刺器，器头穿过液滴，与皮肤平行刺入皮肤表层约 0.5～1mm。

（7）然后将器尖轻微抬高并迅速退出，液体即可沿点刺器尖部流入皮内。

（8）点刺后 1 分钟用吸水纸吸去多余试验液。

（9）全部操作均应尽量避免出血现象。

（10）20 分钟后观察结果。

用上述方法观察出现丘疹和红晕的反应比皮内试验小。一般不分等级，只需将丘疹和红晕的大小记录下来。如需分等级其判定标准如下：

阴性（－）：无丘疹无红晕，或有非常轻微的红晕，直径不超过 1mm。

弱阳性（＋）：无丘疹或有非常轻微的丘疹，但直径不超过 3mm。

中等阳性（＋＋）：丘疹直径不超过 3mm，或红晕直径不超过 5mm。

强阳性（＋＋＋）：丘疹在 3mm 与 5mm 直径之间，并有红晕。

极强阳性（＋＋＋＋）：丘疹超出 5mm 并有较大红晕。

有报告称，要想得到与皮内试验等同的阳性反应，点刺所需要的浸液浓度必须高于皮内浸液浓度 1 000 倍。所以，点刺试验所用的过敏原浸液浓度常较皮内试验高，例如蒿属花粉过敏原浸液可用 1∶10 做点刺试验。因此点刺或挑刺试验所用的浸液浓度不宜做皮内试验，这点需要特别注意。

【对照液的应用】

通常可用组胺做皮试对照液，可作为技术质量的判断。皮内试验可用 0.01%的组胺溶液作为对照液。据报道，在一组病人中，该皮试的平均丘疹直径为 11.5mm，标准差为 2.1mm。

挑刺或点刺试验用 1%组胺溶液作对照液时，在使用这种浓度出现的丘疹在对照组中的平均直径为 6.4mm，其标准差为 2.1mm。

如果组胺试验失败，其原因可能是技术问题，或者是患者在进行试验前用过某些药物。目前也有人使用过敏原的配制液作对照。

对于少见的皮肤划纹症患者，当皮肤遭受试验划痕后，可以出现阳性丘疹和红晕反应。对于这样的患者，可将大于对照组的反应视为真正的阳性。但有时还需用体外试验的方法或用被动转移试验的方法来测定病人的敏感性。

【注意事项】

（1）两个皮试之间的距离至少要达到 2.5cm，有便于观察到较清晰的阳性反应。

（2）挑刺或点刺的轻重度要求一致。

（3）过敏原浸液的量不宜太多，以防外溢。

（4）十分敏感的患者，一次试验不宜超过 20 种。

（5）皮试后，要密切观察患者的反应情况。若患者感觉不适，应立即拭去过敏原浸液。一般轻度不适，可在 10 分钟内消退。

（6）对皮肤过敏者不宜进行试验。操作前，可用指甲轻轻在患者皮肤上划一下，以观察皮肤的敏感程度。如果划后患者皮肤立即出现丘疹和红晕，则说明患者皮肤敏感性过高（通常称之为皮肤划纹症），对这类病人应暂停或取消皮肤试验。

【挑刺或点刺试验的优点】

（1）重复性较高。

（2）与黏膜激发试验、放射免疫吸附试验检测血清中特异性 IgE 抗体的符合率较高。

（3）所使用的过敏原浸液量较小，所以引发全身反应的机会远较其他皮试为少。

（4）由于痛觉轻微，适宜一次做多种试验，儿童也容易接受。

【挑刺或点刺试验的缺点】

（1）敏感性较低，而且在点刺或挑刺试验部位引起风团所需组胺浓度大约是皮内试验所需浓度的 1 000 倍。

（2）挑刺或点刺试验阴性时，并不能说明患者对该过敏原浸液不过敏。应加做皮内试验，以资比较。

2001 年，我国有人对点刺皮肤试验的组胺阳性对照和临床意义做了报道。为观察以 10mg/mL 磷酸组胺为点刺试验阳性对照的安全性及反应程度做了介绍。对 1 000 例点刺试验的阳性对照结果进行了统计学分析。结果显示：以磷酸组胺做阳性对照所形成的风团和红晕大小适中，反应清晰且无全身不良反应。风团面积的几何均值为 42.1mm^2，红晕面积的几何均值为 567.5mm^2。据此可判断皮肤的敏感性，避免假阴性。

3. 皮内试验

挑刺试验、点刺试验或划痕试验阴性者，应选择皮内试验进一步帮助诊断。皮内试验的方法是：将过敏原浸液注入皮肤的浅层。此法较划痕试验约敏感 100 倍。但其操作方法稍显复杂，而且试验时需要大量的注射器和锐利的针头，还需要冰箱贮存经过无菌技术制成的过敏原。皮内试验有时可引起全身反应，使用时必须慎重。

【试验方法】

（1）将患者上臂外侧皮肤用 75% 乙醇消毒。

（2）待干后，将试验者上臂皮肤拉紧，用 1mL 注射器慢慢将 4 号斜面向上的锐利针头刺入皮内，刺入时针头与皮肤应略为平行（图 6 - 5）。待无菌的过敏原浸液稀释液注入皮内后，局部皮肤呈苍白色和圆形隆起。

（3）注入皮内的过敏原浸液不宜超过0.01～0.02mL。如果注射量太大，外伤面积也随之增加，因而容易产生假阳性结果。

（4）一般是在往下距离2.5cm处注入另一试验用的过敏原，如每次连续做10个试验。牢记先从被检者左侧上端开始，然后再从右侧上端开始，与第一针隔5cm处做另一行5个试验。

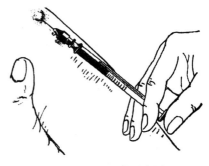

图6-5　皮内试验示意图

（5）每次必须使用不含过敏原的稀释液（生理盐水或柯卡氏液）作对照试验。

【反应的判断】

（1）一般在注入过敏原浸液后的15～20分钟内观察反应结果。

（2）阴性反应：做试验的注射部位毫无反应，或仅出现与对照试验类同的小丘疹或红晕，或者丘疹与红晕均小于5mm。

（3）可疑反应（±）红晕和丘疹均为5mm。

（4）弱阳性反应（+）出现5～10mm丘疹、红晕。

（5）中度阳性反应（++）出现11～15mm丘疹、红晕。

（6）强阳性反应（+++）出现15mm丘疹、红晕、伪足。

（7）最强阳性反应（++++）丘疹、红晕大于15mm，有伪足同时有全身反应。

（8）皮内试验亦非绝对准确，例如有的患者几乎对每种试验都有反应，这可能与他的皮肤敏感度有关，一般称它为"皮肤划纹症"。相反，有些患者无论做什么试验全没有反应，人们给这种现象取名为"顽固性皮肤"。

（9）阴性的皮内反应并不等于对所做试验的过敏原无过敏性。反之，阳性的皮内反应亦不等于对所做试验的过敏原绝对有过敏性。所以不能仅凭皮内反应这一项试验作为定论，而需进行多种试验，如结膜试验、鼻内试验、体外试验等并与个人病史结合一并加以分析和判断。

【注意事项】

（1）为了取得较统一而迅速的判断和记录，可利用废X光片或其他透明塑料板制成皮肤反应计量板。

（2）抽取过敏原浸液前，必须将盛过敏原的小瓶瓶塞分别用碘酒和酒精消毒。待酒精挥发后，再将注射器针头刺入瓶塞，慢慢抽取过敏原浸液。

（3）注射前必须将注射器中的气泡全部排出，否则注入皮内后将会出现假阳性反应。如果空气与过敏原浸液一并注入皮内，可观察到弥散现象。空气泡可将皮肤各层分开，并使过敏原浸液向各方面扩展。遇到这种情况，要求重做一次。

（4）注射时应严防出血现象，注射量力求一致。

（5）对尚留有明显反应的位置，下次试验时不宜在同一位置上进行，最好两臂交替进行试验。

（6）呈可疑反应时，宜用浓度稍高的过敏原浸液重做一次。

（7）过敏病患者处于急性发作期应暂停试验，以防引起更严重的全身反应。

（8）发热或 24 小时内曾服麻黄素或其他抗组胺药物，应将试验顺延一天，因为这些药物有收缩血管和抗组胺的作用能减弱皮肤的反应。但肾上腺皮质激素或 Cortison 是否影响皮试反应，人们的意见尚不一致。一般认为，肾上腺皮质激素作用机制乃降低血管通透性及抑制抗体的产生等，因此对皮肤试验亦有一定的影响。但也有人认为，肾上腺皮质激素对皮肤试验无影响。作者赞同前者的观点，皮试前应停服激素一天。

（9）皮内试验有时可能无立即反应，在数小时乃至 24 小时后才出现大小不等和程度不等的红晕或丘疹，这种现象叫做迟缓性反应。它的实际临床意义有待探讨。一般可与立即反应同等看待。

（10）皮内试验并非绝对准确，例如有的患者几乎对每种试验都有反应，这可能与他的皮肤敏感度有关，一般称为皮肤划纹症。相反，有些患者无论做什么试验全无反应，人们给这种现象取名为顽固性皮肤。

（11）阴性的皮内反应不等于对所做试验的过敏原无过敏性。反之，阳性的皮内反应亦不等于对所做试验的过敏原绝对有过敏性。所以，我们不能仅凭皮内反应这一项试验作为定论，而需进行多种试验，如结膜试验、鼻内试验、体外试验等并与个人病史结合一并加以分析和判断。

4. 斑贴试验

斑贴试验是确定湿疹样接触性皮炎原因的特殊试验。它与花粉过敏症、哮喘、荨麻疹和异位性湿疹中的即刻风团性反应不同，是一种迟缓反应性试验。在许多接触性皮炎病例中，在寻找致病因素和证实其存在时，斑贴试验仍为一种不可缺少的试验方法。

【试验方法】

（1）为了使试验顺利进行，通常选择前臂屈面作为试验的部位。若需一次做多种试验时，宜选定面积较宽的背部。

（2）试验前先将欲试验的部位用 75% 乙醇进行消毒。

（3）为了防止试验物的蒸发，通常取 $0.5 \sim 1.0 cm^2$、$0.5 \sim 1.0 cm^2$ 四层消毒纱布一块，将试验物遮盖，然后上加一塑料薄膜，再用一胶布将试验物固定好。

（4）使用液体物做试验时，可先将纱布用试验液浸湿，然后再放在皮肤上。其余步骤同（3）。

（5）使用固体物做试验时，如实物能用无刺激性的溶液溶解，则可将该实物用的纱布放入溶液中浸湿，而后贴于试验者皮肤上。

（6）斑贴试验物一般需放置 24～48 小时，甚至 72 小时再去除。

（7）如试验物为黏胶性液体，如指甲油或其他易挥发的液体，则采用不遮盖斑贴试验。

（8）试验时应将黏胶性液体直接涂在皮肤上，停留数分钟、数小时或数日后仔细观察反应结果。

【反应的判断】

开放式和覆盖式斑贴试验的结果，其划分等级通常如下：

阴性（－）：试验部位无任何反应，包括即刻型和迟缓型。

弱阳性（＋）：试验部位出现红斑现象。

轻度阳性（＋＋）：试验部位出现红斑并伴有水肿和丘疹。

强阳性（＋＋＋）：试验部位出现明显的红斑，并伴有水肿、丘疹和水疱。

重度阳性（＋＋＋＋）：反应表现为脱皮、渗出和坏死。

【注意事项】

（1）不宜用已知含有刺激性的物质进行试验。

（2）有急性或扩散性皮炎者不宜做诊断性接触试验。

（3）已知患者对某物过敏，即不宜做诊断性接触试验。

（4）接触试验不应在患者使用肾上腺皮质激素（ACTH 或 Cortison）、抗组胺等药物后进行。因为这些药物能影响迟缓型的敏感反应。

（5）在使用高度过敏的物质进行试验时，应向患者交代清楚，试验部位有出现严重皮炎反应的可能。无论何时，当患者感觉到试验部位刺痒或全身不适时，应立即将斑贴物去除，或立即到医院就诊。

5. **被动转移试验**

被动转移试验简称 P K 试验，常用来确定患者体内是否有 IgE 抗体的存在。这种试验也可用于有全身性过敏或有严重皮肤划纹症，而不能直接进行皮试或皮试结果不能说明问题的患者。由于这种试验耗费时间，并有传播肝炎病毒的危险。所以，供血人有肝炎或疑有黄疸史时应禁用此法。试验前，患者可先做肝功和血清 HbsAg 试验，视其结果为阴性后方可再做试验。试验用的血清必须注意无菌操作分离，以防细菌污染。不是所有受试者（非过敏者）都对 P K 试验有较满意的反应，其原因尚不完全清楚。

【试验方法】

（1）取 0.1mL 或 0.05mL 患者血清注入受试者皮内，亦可用 3 倍或 10 倍血清稀释液做血清反应性滴度。

（2）试验时应将第一次注射的部位标出，以便在 24～48 小时后能将 0.02mL 过敏原浸液准确地注入相同的部位。这种过敏原浸液也可用刺痕法引入。

（3）观察丘疹和红晕的大小，并用直接试验法分级标准进行分级。

（4）被动转移试验不及直接试验敏感，所以，结果常与症状表现不一致。

（5）倘若患者不适宜做直接皮试，可改用体外方法测定 IgE 抗体，或可获得较满意的结果。

6. 不良反应的处理

进行皮试（点刺或皮内）时应备些急救药品和器械，以便在发生全身反应或过敏性休克时进行及时处理。必备的药品和器械有：1:1 000 肾上腺素；苯海拉明、地塞美松、氨茶碱、多巴胺、生理盐水、葡萄糖注射液等；止血带、氧气、血压计、输液架等器械。

全身反应或过敏性休克的表现为：

△患者面部潮红或掌心发痒。

△继而出现皮疹或血管性水肿，很快波及鼻、咽喉和耳发痒。

△接着发生刺激性咳嗽，鼻和气管分泌物增多，喷嚏、声哑、哮喘、呼吸困难，并有心悸、出汗、脉速弱、血压下降和神志不清等。

一旦发生上述反应时，应立即采取下列措施：

（1）用止血带扎在试验部位的上端，以延缓皮试过敏原的吸收。

（2）在另一臂皮下注射 0.1% 肾上腺素 0.3～0.5mL，如注后 10 分钟效果不明显，可重复注射一次。

（3）根据具体情况给予吸氧、输液、静脉滴入地塞米松、氨茶碱等。

（4）如发生严重喉水肿，呼吸困难甚重，应立即行喉插管或气管切开术。

7. 皮肤试验存在的问题

皮肤试验存在以下几个问题：

（1）对某过敏原皮试虽为阳性，但个别患者却否认对此过敏原有任何过敏反应。

（2）个别患者症状突出，对过敏原鼻黏膜激发试验阳性，而皮试反应却为阴性。

（3）利用稀释成 10 倍或 100 倍不同浓度的过敏原浸液进行皮试时，可产生大小相似的红晕反应。

（4）使用同一过敏原浸液注入不同部位的皮肤中，可产生大小不同的反应。

（5）使用不同批号的过敏原有明显的效能差别，因此每次皮试结果不一定相同。

（6）做皮试用的某种高度稀释的贮备过敏原浸液较易腐坏。

（7）在接受过对症治疗或用过抗组胺药物治疗的患者中，反应可以减弱，从而出现假阴性反应。

8. 眼结膜试验

在过敏反应炎症患者中遇有可疑病史或阴性病史者，而皮试又为可疑或阴性反应时，广泛应用眼结膜试验、鼻内试验、支气管试验以明确诊断或找出病因是可取的。当患者皮试结果呈阳性反应，但在植物授粉期与症状不一致时，也可采用这些方法进行诊断。

早在1873年，英国伯莱克雷曾用小量的花粉放入结膜囊内，以测试花粉过敏的反应。这种方法一直沿用至今。其缺点是操作慢，费时多，因为一次只能做一种过敏原试验。

【试验方法】

（1）开始用无菌滴管将灭菌的1:1 000过敏原浸液点一滴在一只眼的结膜囊内。另用配制过敏原浸液的稀释液放入另一眼内作为对照试验。

（2）如5分钟后无反应，可在同一眼中再点一滴1:100过敏原浸液。

（3）若再观察5分钟后仍无反应，可改用1:10过敏原浸液。

（4）若在5分钟后仍无反应，可用干粉进行试验。一般用牙签末端取微量纯净干粉，放在下眼睑结膜上，让患者闭上眼睛片刻，然后进行观察。如发现眼结膜充血、红斑、眼痒、流泪等症状即为阳性反应（图6-6）。

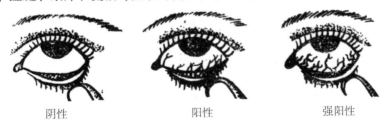

阴性　　　　　　　　阳性　　　　　　　　强阳性

图6-6　眼结膜试验反应示意图

【注意事项】

（1）试验后，如出现阳性反应，应及时用生理盐水将积聚在眼睑结膜上的过敏原浸液冲洗干净。

（2）反应严重时，可用1:1 000的肾上腺素或0.5%醋酸考的松溶液滴眼，再以饱和硼酸溶液冲洗，以控制反应。

【反应判断】

弱阳性（＋）：为巩膜和眼睑结膜轻度充血，伴有泪阜红肿。

阳性（＋＋）：为较弥漫和强烈的巩膜发红，伴有血管明显突起。

强阳性（＋＋＋）：较前者反应更为显著。

极强阳性（＋＋＋＋）：结膜和泪阜水肿。

9. 鼻内试验（鼻黏膜激发试验）

鼻内试验的方法已应用多年。与皮肤试验比较，Efron 和 Penfound（1930）认为将花粉人工地送入花粉过敏症患者鼻内后，这种方法所引起的鼻部反应是一种很可靠的辅助诊断方法。

【试验方法】

（1）Juhin – Dannfelt（1950）的鼻试方法是将不含过敏原的溶剂首先滴入一鼻孔，无反应发生时可滴入弱浓度的花粉过敏原浸液，观察 10 分钟。如还无反应，可换浓度较高的花粉过敏原浸液。如仍没有反应时，可让患者用鼻吸小量纯净干花粉，然后密切观察患者有无反应。

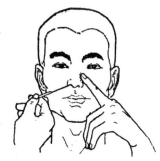

图 6 – 7　鼻内激发试验
示意图

（2）此试验的方法还有：①直接将纯净干花粉用力吸入鼻的一侧（图 6 – 7），或用喷雾器、注射器、滴管或棉棒将干花粉送入鼻内。②用喷雾器将花粉过敏原浸液喷入鼻内或用棉片蘸湿花粉过敏原浸液放入鼻内。③如出现鼻堵、鼻痒、流涕、喷嚏、鼻黏膜改变或哮喘等症状，即为阳性反应。④遇到强阳性反应患者，应尽快地用生理盐水冲洗鼻腔，以清除过敏原。⑤如果症状严重并有所发展，可用肾上腺素或麻黄素滴鼻或服抗组胺药物予以控制。

我国研究人员认为，应用过敏原干粉做鼻内试验有一个缺点，即剂量不容易掌握，且个别患者会发生全身反应。后改用滤纸吸收过敏原浸液以代替干粉过敏原作试验，基本上不发生全身反应，结果比较满意。

【具体操作方法如下】

（1）取两张 0.5cm×1.0cm 滤纸，吸附上过敏原浸液原液（约 1.6μL）。

（2）置一侧下鼻甲前端并观察反应。

（3）另侧也用滤纸吸取 Coca 氏液作对照。一般阳性反应在 1～2 分钟内发生，有鼻痒、喷嚏、流涕、鼻堵等。检查试验侧，可见鼻黏膜苍白水肿，有大量黏性分泌物。化验检查可见大量嗜酸性粒细胞。

（4）取出滤纸片症状即自行消退，一般 10 分钟即可缓解。

（5）如试验 5 分钟后未出现任何反应，即为阴性结果。

10. 支气管激发试验

支气管激发试验又称支气管吸入试验，是诊断吸入物过敏的一种重要方法。是用雾化吸入法投放花粉过敏原，这种方法特别适用于花粉等吸入物过敏的诊断，但不大安全。

　　具体方法是用一个普通雾化吸入器进行试验。在雾化器和动力源之间的套管内插入一个"Y"形管，以控制吸气时摄取量。试验时需使用高度稀释的过敏原浸液。症状一旦开始出现，应立即中止试验。如果患者反应严重，可立即服用麻黄素、或用色甘酸钠或舒喘灵气雾剂吸入。

　　对于用其他过敏性试验均无法确诊的病例，皆可用激发方法进行试验。此法在欧洲广泛应用。许多研究者认为，吸入激发试验反应阳性较皮试反应阳性可靠得多。所以激发试验对于每个人均可作为查找可疑过敏原的重要手段。

　　激发试验所使用的过敏原浸液浓度，一般先用低于1:1 000 000的稀释液进行试验。如无反应发生，方可改用较高的浓度。

　　当皮试反应阳性的患者使用同一过敏原进行的激发试验却为阴性时，就应排除这种过敏原对患者的作用。

　　研究证实，皮肤试验、激发试验和体外试验之间有着密切的关系。皮试阳性反应越强，对同一过敏原的激发试验的阳性率也就越高。也有人在激发试验后出现迟缓反应，对于出现这种现象的原因和意义尚有待进一步研究。

　　1974年，有人对豚草花粉过敏的哮喘患者做了诊断试验研究，结果发现每个花粉过敏症患者都能对吸入过敏原发生气道反应。此外，还观察到引起气道反应所需要的过敏原剂量与患者皮肤反应所需要的剂量有一定的关系。

　　1991年国内学者报道，支气管激发试验用的过敏原及其浓度和吸入量应根据病史及特异性过敏原皮肤试验来确定。具体要求如下：

　　（1）试验应在哮喘缓解期进行。

　　（2）试验前2～3天应停用抗组胺药物、肾上腺素能制剂、支气管扩张药、皮质类固醇、膜保护剂等。

　　（3）试验前应先做对照试验，若30分钟后没有任何反应，方可进行激发试验。

　　（4）如果拟用过敏原浸液进行激发，则对照试验可用空白提取液（Coca氏液）或生理盐水。进行对照的液体吸入量为0.5～1.0mL。

　　（5）液体过敏原可置于雾化器内，然后用压缩法将其雾化为直径小于5μm的颗粒，用面罩或经口鼻吸入。患者应取坐位，深吸气，以利吸入物扩散到呼吸道深部。

　　以确定病因为目的激发试验，一般只要求激发出反应即可。作对照试验的吸入量，液体为0.5～1.0mL，激发试验的量采取渐进法，可按以下两法掌握：

　　（1）固定吸入量，逐渐提高浓度。某些学者主张以点刺试验出现直径3mm风团或皮内试验出现中等阳性反应的浓度为过敏原激发首次使用的浓度，如首次试验无反应，可再改用较高的浓度。

（2）固定浓度，逐渐增加吸入量。潘娅勤等应用蒿属花粉浸液进行激发的方法是：过敏原浸液的浓度固定于 1:100，首次吸入量为 0.005mL；如无反应，再增加 0.005mL，直至一次吸入 0.03mL。

采用递增量进行激发试验的目的是：防止因剂量掌握不准而一次吸入过量，导致严重反应。如果每次递增量均不产生反应，则可以吸入一次可达的剂量。以蒿属花粉为例，如一次吸入 1:100 的浸液 02mL 或 10 000PNU 仍无反应，即可认为激发试验为阴性。

支气管激发试验的反应有三种类型：速发、迟发和双重反应（亦称双相反应）型。速发反应一般在激发后半小时内发生，属于 IgE 介导的反应；迟发反应可在激发后数小时或更长时间后发生，其机理还不十分清楚，可能属Ⅲ型过敏反应；双重反应为两者兼有。由于有迟发反应存在，所以每次激发后的观察时间不应少于 24 小时。

判断阳性反应有三个标准：

（1）有明显的自觉症状，如出现胸部紧迫感和哮喘症状。

（2）肺部可闻及哮鸣音。

（3）肺功能下降，FEV1（第一秒用力呼吸量）或 PEFR（峰值呼气流速）下降超过 15%。

这三个标准不一定都存在，但第二条和第三条是主要的判断依据。

11. 食物激发试验

由于用食物过敏原浸液做皮肤试验的准确性较差，所以，用食物激发试验可以弥补皮肤试验的不足。

具体方法是，让患者吃可疑引发过敏的食物，然后观察其反应。食物的食入量应参考患者日常生活中的摄取量，一般不宜太多或太少。阳性结果为：食入该食物后不久出现腹痛、腹胀、恶心、呕吐、腹泻、气促、头痛、皮肤瘙痒等。阳性体征为：肠鸣音亢进、皮疹、血管性水肿、哮喘，X 线检查表现为肠痉挛，排空时间缩短等。严重者可出现血压下降。

第七章 医患携手，共同防治过敏病

第一节 先与过敏原脱钩

先与过敏原脱钩意思就是说设法避开过敏原，不和它发生什么关系，这也是一种特异性疗法（图7-1）。

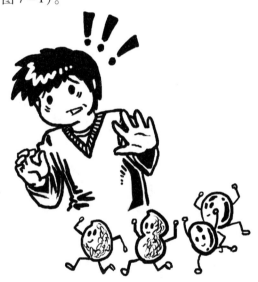

图7-1 与过敏原脱钩

这种简单易行的方法能使过敏症状减轻或消除，对人体没有任何伤害，疗效又持久。所以是我们治疗过敏病的首选方法。比如容易引起过敏的食物（像鱼、虾），如果吃了以后皮肤出现荨麻疹，那就要暂时不吃鱼、虾。再比如对某种药物过敏，就用另一种药代替。

对日常生活中能够被吸入的过敏原，有的也能避开。例如对羽绒过敏，冬天就不穿羽绒服或不盖羽绒被，改成棉的或驼绒的。

问题在于，避开所有的吸入性过敏原实际上比较难。有的过敏原你既看不见又摸不着，不知道它们藏在哪个旮旯儿里。像屋尘、气传花粉或真菌孢子等，它们在大气中到处飘，对这些东西过敏时还真难躲得开。遇到对这种东西过敏时，就只好将屋尘或花粉等过敏原制成针剂，再进行免疫治疗。

生活中的过敏原可在以下物品中找到：

（1）食物。包括异性蛋白、调味品、防腐剂、保鲜剂、色素剂等。

（2）居室中的水泥、石灰、油漆、沥青、燃烧废气等。

（3）化妆品中的色素、香料、表面活性剂、防腐剂、漂白剂、避光剂等。

（4）清洁洗涤剂。

（5）各种家用电器。如由电视机、电脑、电子游戏机等产生的静电荷所吸附的尘埃及微生物等。

过敏体质者要自觉避免与这些东西接触，因为这些东西是我们难以制成针剂进行脱敏治疗的，最好的选择就是避免与这些过敏原接触。

第二节　　让大气净化器成为预防过敏的好帮手

为了预防过敏的发生与发展，在室内安装一台大气净化器是个不错的办法。大气净化器在欧美等国家已普遍使用。一台瑞士生产的 INCEN 大气净化器对 $0.3\mu m$ 以上的尘埃清除率可达到 99.97% 以上，能有效去除尘埃、烟雾、细菌、病毒等有害成分。有些更为专业的净化器还能去除甲醛和苯。另一种产品为 ICLEEN Traveler，高仅为 19cm；重仅 2kg，它是带有 HEPA 净化技术的最小的大气净化器之一。尽管它造型小巧，净化功能却很强，对 $0.3\mu m$ 以上的尘埃清除率为 99.97%，还能有效净化花粉、孢子、细菌、动物过敏原和香烟烟雾。活性炭过滤器有助于解决气体污染物和气味问题，大气流速可达 $60m^3/h$，能在 1 小时内将车内大气净化 25 次。

国外一些学者早在几十年前就对使用大气调节法预防过敏性疾病进行过阐述。有的人也做过相关报告。并认为，如果室外 24 小时花粉数为 500 个花粉粒，那么，在窗户完全敞开时，未经滤过的室内大气花粉数约为 165 个。在关闭的经过大气调节的房屋里，花粉计数则接近于零。有报告称，在夜间 12 小时里即使无过滤设施，患者所接触的花粉量也仅为白天的 8%。

根据上述报道，还有人研究出一种能安装在窗户上的静电性过滤器，这种过滤器每小时能净化 $2.7m^2$ 空气，将室内大气中的可吸入颗粒物过滤走。

还有报告称，当室外的花粉粒为 1539 个时，无净化器装置的房屋可有 144 个花粉粒；而有净化器装置的房屋则完全没有花粉粒。另有人对一种运转 1 小时的手提式静电沉淀器进行了观察，发现这种器械能使室内的花粉量减少 95%，患者的症状也有了显著的改善。

室内还可应用空气调节技术，配备空气净化器（滤器）来避免接触大气中的花粉。我国现已能生产 HEPA 过滤器去除花粉、病毒、细菌，对 $0.3\mu m$ 以上的微粒净化效果可达到 99.97% 以上（图 7-2）。

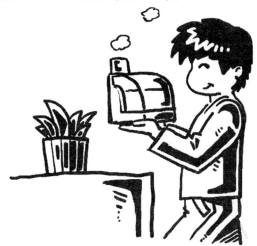

图 7-2　防止过敏的好帮手

第三节　药物治疗

　　传统的中西医药在治疗过敏病当中发挥了巨大的作用，这是无可非议的。但如果盲目依赖中西药物，却可能导致破坏性后果。人们常说"是药三分毒"，无论是西药还是中药，一旦长期服用，都有可能变成毒素，不仅过敏病没有治愈，反而使身体的五脏六腑受到影响。所以，我们要一方面进行药疗，另一方面要调整心态，改变环境，以此提高自己的生活质量、生命质量，让过敏病远离我们，向健康的道路上迈进一大步。令人遗憾的是，有的人一股脑儿地相信偏方和保健品，对

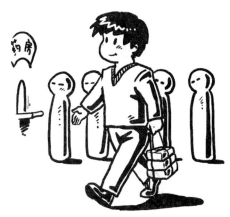

图 7-3　去正规医院取药

虚假广告怀有非常浓厚的兴趣，结果是受骗上当，过敏病根本没能治好。所以，我们在治疗过敏病的过程中要选定有正式批号和确切疗效的药品（图 7-3）。
　　过敏病的药物治疗具有收效快、服用简便等特点，所以，特别适用于急性过敏病患者。但其缺点是随着药物的降解，疗效在短期内即可消失。因此，我们应当采用药物治疗和免疫治疗联合应用的方案，这样可以使过敏病患者得到最佳的

疗效。

一般首选抗组胺药物控制病情。抗组胺药的种类繁多，有国产的，也有进口的，它们的疗效多少有点儿差异。有的人以为贵的药疗效就好，便宜的药疗效就差，你可千万别这么想。在选用抗组胺药物时，您需要精打细算，挑那个对自己最适应的、副作用较小的药物。虽然抗组胺药已从第一代向第二代和第三代转化，但有的第一代药物便宜又好，至今还受到一些过敏者的青睐。应当注意的是：对于心脏不好的病人，要慎选抗过敏药，切不可滥用。第三代抗组胺药克服了第二代抗组胺药的心脏毒性问题，其副作用显著降低，它们既有抗过敏作用，又有抗炎作用。因此心脏不好的病人，最好选用第三代抗组胺药。缺点是，目前价格较高。代表药物有；地氯雷他啶（恩理思），左旋西替利嗪、乙氟利嗪和非索非那丁等。

1. 第一代抗组胺药物

常用的第一代抗组胺类药物有苯海拉明、异丙嗪、氯苯那敏等。这类药物都属于脂溶性药物（即在脂肪中可以溶解），都具有抑制中枢神经系统作用。它们都有以下副作用：如引发嗜睡现象，可引起心悸、心动过速。视物模糊，胃肠道蠕动减慢（便秘）和尿潴留（尤其对患有前列腺肥大的患者）等。

由于这些副作用，目前已经很少将这类抗组胺药物应用于过敏性鼻炎的治疗。但尽管这些药物有不少副作用，因其沿用多年，且有一定疗效，所以仍为广大基层医院应用，其低廉的价格也容易为患者所接受。

2. 第二代抗组胺类药物

常用的第二代抗组胺药物有：特非那丁、阿司咪唑、盐酸西替利嗪等。

一、特非那丁（也称敏迪）

【适应证】季节性过敏性鼻炎（花粉过敏症）、常年性过敏性鼻炎、急慢性荨麻疹及其他过敏病、虫咬、皮炎、各种瘙痒症。服用后可缓解感冒引起的打喷嚏、流鼻涕等症状。对乘车眩晕、呕吐以及支气管哮喘等也有效。

【用法及用量】成人及年满12周岁以上儿童：每日2次，每次一片，6～12岁儿童，每日2次。每次半片。3～5岁每日2次，每次15mg，或按每千克体重服1mg，每日2次。

【不良反应】一般耐受良好，偶见有头痛、口干或轻度胃肠不适。极少数人可引起心律不齐。

【剂型】每片含特非那丁60mg。

【效果】用药后1～2小时起效，3～4小时达到最佳，效果维持12小时以上。无中枢神经抑制或口鼻发干等副作用。

二、阿司咪唑（Astemizole）

【用法与用量】成人常规口服剂量为3mg，1日1次。供小儿服用的有0.2%阿司咪唑混悬液，每瓶30mL，按0.2mg/kg或每10 kg体重1mL计算。

【适应证】与其他第二代抗组胺药物相比，阿司咪唑产生的治疗效果比较慢。阿司咪唑及其代谢产物可在皮下组织发生蓄积现象，因此比较适用于治疗慢性荨麻疹。

【不良反应】在成人服用剂量为10mg/片时，约10%的服药者可出现体重增加；当服用超剂量的阿司咪唑时，能引起心血管功能异常，如心律失常、室性心动过速、心跳停止甚至死亡等。为此，现阿司咪唑的剂型已改为3mg/片。

三、盐酸西替利嗪（Cetirizine Dihydrochloride），商品名仙特明（Zyrtec）

【适应证】能明显降低哮喘病患者对组胺所引起的气管过敏反应，并能降低由特异过敏原所引起的过敏反应。中枢神经抑制作用极轻微。口服1小时内可达到血药浓度最高峰。在成年人中血浆半衰期大约10小时，在6~12岁儿童中6小时，在2~6岁儿童中5小时。经证实药物的半活性代谢物由尿液排泄。

【用法与用量】在大多数情况下，成人推荐剂量为每日10mg，一次口服。建议在晚餐期间用少量液体服用此药。对副作用敏感者，可每日早晚两次服用，每次5mg。6岁以上儿童：早上和晚上服用5mg或每天一次10mg。2~6岁，早上和晚上服用2.5mg或每天一次5mg。

四、氯雷他定（Loratadine）商品名开瑞坦

【适应证】用于缓解过敏性鼻炎有关症状，如喷嚏、流涕及鼻痒、鼻塞以及眼部痒及烧灼感。口服药物后鼻和眼部症状得以迅速缓解，可以缓解慢性荨麻疹、瘙痒性皮肤病，即其他皮肤过敏性的症状及体征。

【用法与用量】成人每天一次，每次10mg，2~12岁儿童，体重＞30kg，每次10mg，1日1次。体重≤30kg者每次5mg，1日1次。此药作用较快，服药后30分钟即生效，一般可维持18~24小时。

五、波丽玛朗（Primalan）

【适应证】过敏性鼻炎、荨麻疹、结膜炎、哮喘、湿疹、各种皮肤瘙痒等。无镇静、嗜睡等副作用。

【用法与剂量】成人早晚各1片或晚2片，儿童0.5片/10kg/日，或1勺/

5kg/d。

【剂型】5mg/片，14片/盒，铝塑包装。液剂：1.25mg/勺，60mg/瓶。

【注意】应用第二代抗组织胺药时，应当对其用药安全格外加以注意：

（1）特非那定、阿司咪唑等都有引起心律不齐等心脏毒性作用，虽然发生率很低，但亦应引起人们的关注。

（2）肝功能不全者、肾功能不良者、原有心脏病史者最好不用或慎用第二代抗组织胺药。

（3）严格按推荐剂量或低于推荐剂量用药。

（4）避免同时应用抗真菌药（酮康唑、伊曲康唑）、大环内酯类抗生素（红霉素类药）等。

第二代抗组织胺药还有阿伐斯汀、氮䓬斯汀等。

六、左卡巴斯汀（Levocabastin）商品名立复汀（Livostin）

【剂型】鼻内喷雾剂型。

【用法与用量】鼻内喷雾剂（0.5mg/mL）水剂每侧鼻内2喷，1日2次。

【效果】最常用者药效相当于氯苯那敏的15 000倍，作用可持续16小时，起效迅速，一经接触鼻黏膜，92.4%患者可5分钟内起效，可明显改善喷嚏、清涕和鼻痒，对缓解鼻塞也有一定效果。

【不良反应】使用后除极少数患者出现鼻部刺激外，无其他明显副作用，不影响纤毛运动，长期使用耐受性好，有人称之为第三代抗组胺药。

七、过敏反应介质阻释药（膜稳定剂或膜保护剂）

代表药物为色甘酸钠、奈多罗米钠和酮替芬。

特点是起效慢，用药1～2周才有效，达到效果最高峰需4～6周，对已释放的介质无作用，所以应在发病前提前用药。这类药物用作过敏性鼻炎治疗效果不突出，主要是作为预防发作用药。当在过敏性鼻炎的易发期，作为预防和减轻发作，可于1周前开始用药。

对于单纯过敏性鼻炎，这类药物可以不用，对于过敏性鼻炎合并支气管哮喘者，这是一类较好的药物。色甘酸钠鼻腔喷入或肾上腺皮质激素鼻腔滴入，起效时间用药1～2周以后。因此，每年发病前1～2周提前用此药，可起到预防的效果。

1. 色甘酸钠

【适应证】不仅对哮喘有效，而且对花粉过敏症的治疗有一定价值。所以在花粉过敏症患者季节发作前使用此药，可取得较好的疗效。

根据 Kinsley 等归纳多年的经验，许多属于下列情况的患者，如果按其吸入色甘酸钠，其症状可得到显著的缓解。

（1）于成年前开始发作哮喘。

（2）有特应性家族史。

（3）一秒钟用力呼气量（FEV1）① 少于正常值80%。

（4）吸入支气管扩张剂的一般临床剂量可使支气管扩张达到20%或更多一些。

（5）痰中嗜酸性粒细胞增多。

（6）特异性 IgE 升高。

（7）口服皮质激素有效。

【剂型】外用型抗过敏药

【用法与用量】必须与鼻腔接触才能发挥作用，口服无效。一般用干粉作鼻腔喷入或吸入。每日4次，每次20～20mg，用前应排净鼻腔内分泌物。给药途径主要是通过局部用药，如治疗过敏性鼻炎用的鼻内气雾剂，鼻腔喷入，1日3～4次，每次每侧鼻孔1～2喷（相当于色甘酸钠5～10mg/每喷5mg）（图7-4）。

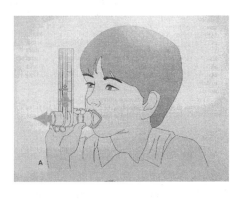

图7-4 哮喘患者的呼吸检测示意图

对于哮喘患者，待哮喘症状得到较好的控制后，应当减少剂量，每天吸入3次，持续至少1周。如果控制情况良好，改为每天吸入2次。如果每天吸入2次，症状又有反复，剂量应当增加，改为每日吸入4次，到再次获得控制为止。为了维持治疗，可再减至每日吸入3次，数周后，如患者继续无症状，可进一步将剂量减至每日2次。

有些开始每日用4次色甘酸钠（每次吸入20mg）的哮喘患者，症状并无改善。换用其他剂量时，似乎收效不大。对于这类患者，可将每日吸入次数略为增加。这样症状可有显著改善。

即用粉剂喷雾吸入器吸入20mg色甘酸钠加入20mg粗乳糖（作为载体），全部乳糖可离开吸入器而沉积在口内或咽后壁。约25%（5mg药量）留在吸乳器内，40%（8mg药量）可由漱口水回收，10%（2mg药量）在血液内吸收，其余25%（5mg药量）沉积在上呼吸道及咽下，其中1%可为胃肠吸收，5%（1mg

---

① $\dfrac{\text{FEV1（1 秒钟用力呼气量）}}{\text{VC（肺活量）}} \times 100 = \text{FEV1\%}$ （1 秒钟用力呼气量百分数）

药量）由胆汁排出，5%（1mg 药量）自尿排出（图 7 - 5）。

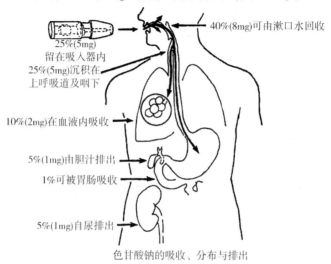

40%(8mg)可由漱口水回收

25%(5mg)
留在吸入器内
25%(5mg)沉积在
上呼吸道及咽下

10%(2mg)在血液内吸收

5%(1mg)由胆汁排出

1%可被胃肠吸收

5%(1mg)自尿排出

色甘酸钠的吸收、分布与排出

图 7 - 5　色甘酸钠的吸收、分布、与排出示意图
（括号内为色甘酸钠的剂量）

【鼻炎效果】对鼻痒、喷嚏和流涕的治疗效果优于对鼻堵塞的治疗效果，但仅适用于轻症患者。对严重症状的疗效不如鼻内局部类固醇激素。

【不良反应】鼻内应用副作用小，在治疗初期出现鼻部刺激感，极少数患者发生头痛和打喷嚏增加等。但这些不良反应，一般在治疗 2 周后自动消失。不良反应较轻，而且不发生全身性副作用。

吸入色甘酸钠后的最初几天，有些患者喉部有刺激感。这是由于色甘酸钠粉剂性质引起的物理作用，而不是色甘酸钠本身引起的。您可以在吸入色甘酸钠后立即饮水，或漱口。遇到有咽部感染时，吸入色甘酸钠可加重疼痛。这也是粉剂物理作用所致。有些患者感觉鼻用粉剂对鼻腔有刺激。为了避免色甘酸钠粉剂雾化吸入对呼吸道的物理刺激作用，现已改用定量色甘酸钠水剂气雾剂吸入。每喷含色甘酸钠 5mg 用量：一日 3 ~ 4 次，一次 2 喷。经口吸入气管，可根据患者情况增量或减量。不良反应：最常见的不良反应主要为上呼吸道的症状：如①支气管痉挛。②咳嗽。③喉头水肿（少见）。④咽部刺激感。⑤喘鸣。还可发生血管神经性水肿、关节肿痛、皮疹、头晕、流泪、腮腺肿胀、排尿困难和尿频、恶心和头痛、荨麻疹等。

【注意事项】

（1）对孕妇不宜推荐此药。由于此药只能以吸入方式投药，故 5 岁以下儿童也不宜使用。

（2）该药的不良影响可能在许多年之后才显现出来，所以在长期使用色甘酸钠时，尤应权衡其利弊。

（3）色甘酸钠可作为肾上腺皮质激素类药物、支气管扩张剂及免疫治疗的补充治疗。色甘酸钠对支气管哮喘有预防作用，可减轻其症状，也可以减少支气管扩张剂和皮质激素类药物的应用，还可以改进肺功能。

色甘酸钠与使用皮质激素的关系：多数接受皮质激素治疗的哮喘患者，用色甘酸钠治疗后，仍应继续使用皮质激素和支气管扩张剂。如患者病情好转，则应减少激素剂量。

对于依赖皮质激素的患者，在接受色甘酸钠治疗后，如病情仍无改善时，也应力求慢慢地逐渐减少皮质激素的剂量。

要对患者进行严密观察，以防哮喘加剧。必须牢记，长期使用皮质激素治疗，常常会引起肾上腺皮质萎缩和功能降低。故应逐渐减量，以避免之。

当吸入色甘酸钠，而哮喘仍严重加剧时，可采取暂时增加皮质激素剂量和/或根据需要再服用一些其他药物。

在使用色甘酸钠而逐渐减少皮质激素的维持量时，如果由于某种原因撤销了色甘酸钠，应密切注意患者的反应。因为此时有可能使患者的哮喘症状突然严重起来，这就需要及时治疗，或再次投用适量的皮质激素。皮质激素不抑制从肥大细胞释放介质，所以不能防止早期过敏的反应，但能抑制炎性细胞反应，故能在后期的过敏反应中起作用。

总之，色甘酸钠是一种对于慢性哮喘有预防和治疗作用的药物。但他既不是支气管扩张剂，也不是皮质激素的代用品，而是一种有效的治疗辅助剂，可加用于支气管扩张剂和/或皮质激素。因为该药毒性很低，所以，可对60%依赖激素的病人起一定作用。它还具有可以削减支气管扩张剂剂量的优点（这种扩张剂可以引起很多副作用），如将色甘酸钠吸入疗法与免疫治疗合并应用，可以得到较好的临床疗效。

一些报告指出，抗组织胺药物与色甘酸钠合并使用治疗过敏性鼻炎，有较多优点。白天用抗组织胺药物可以导致发困和其他神经系统的副作用，还能使驾驶车辆者发生危险或使患者的工作受到影响。对于这些患者，白天可用色甘酸钠，晚间再用抗组织胺药物。这样可使患者无症状和无副作用。

对过敏性结膜炎的作用：色甘酸钠对大部分春季卡他性结膜炎患者有效。但对少数患者效果不明显。

对胃肠过敏的作用：有人曾对一些牛奶过敏的儿童作过研究，其症状包括腹泻伴有或无恶心、呕吐。但在口服色甘酸钠水剂后（每6~8小时服40~50mg），患儿能继续进食以牛奶为主的食物，而未出现胃肠紊乱。有些患者经过几个月的治疗以后，停服色甘酸钠也没再出现症状。

2. 奈多罗米钠（Nedocromilsodium），商品名（Tilade）

【适应证】是一种类似色甘酸钠的新药，抑制呼吸道黏膜肥大细胞释放组胺、白三烯和前列腺素等介质的效果优于色甘酸钠。它还能抑制嗜酸性粒细胞、中性粒细胞及巨噬细胞的活性和抑制呼吸道感觉神经末梢释放 P 物质。

【用法与用量】以吸入方式给药，约 10% 药液进入肺内，每日吸入 8～16mg 奈多罗米钠气雾剂每喷含奈多罗米钠 2mg 支气管哮喘成人常规剂量每次 2 喷（2mg），1 日 2～4 次。儿童每次 1 喷（2～4mg，2～4 次/d）。过敏性鼻炎以 4mg 溶液滴鼻，或气雾吸入，每鼻孔 1 喷，1 日 2～4 次。

【不良反应】约 10% 患者感觉味苦，偶见恶心呕吐、咽部刺激、咳嗽、头痛等。

八、酮替芬

【剂型】口服型。

【适应证】有抗组织胺和膜保护剂双重作用的抗过敏药。

【用法与用量】每日 2 次，每次 1mg。

【不良反应】嗜睡，倦怠，胃肠道反应。

九、糖皮质激素（糖皮质类固醇）

【适应证】过敏性鼻炎和支气管哮喘。

【用法与用量】以气雾喷鼻或吸入方式为主，而口服糖皮质激素不仅疗效不理想，且不良反应多。鼻内激素可有效抑制多种炎症相关性辅助细胞，但其作用需持续性应用方可充分发挥，因此鼻内激素应坚持使用至少 1 年时间。

【效果】局部抗炎作用较强，能有效抑制鼻痒、喷嚏、流涕和鼻塞等，尤其是对缓解鼻塞症状有良好的效果，明显优于抗组胺药物。能明显地抑制鼻黏膜组织的炎症反应。有研究证实，糖皮质激素对恢复由常年性鼻炎造成的嗅觉障碍也有一定的疗效。

与系统性给药方法（口服、肌内注射或静脉内给药）相比，鼻内用药的优点为：

（1）使用剂量小，且效果良好；

（2）体内吸收的部分药物可迅速通过肝脏分解代谢为无或仅有少量类固醇活性产物；

（3）对于由过敏原激发而引起的速发和继发的晚期过敏反应都有抑制作用。

与抗组胺药物相比，鼻内糖皮质类激素对抑制鼻部症状的生效时间相对慢一些，一般需要 1~2 周。作为预防性治疗时效果更为理想。

1. 二丙酸倍氯米松

【适应证】患者使用后症状不能立即获得缓解，纯属一种预防性药物。花粉过敏症患者在整个植物授粉季节中应常规使用此药。使用后可在 24 小时内症状得到缓解。而抗组织胺药物或色甘酸钠均起不到这样类似的防护作用，更不能防止清晨喷嚏的发作。对于儿童作用尤佳，几乎可以使全部患儿的鼻部症状得到控制。

【用法与用量】使用剂量应参照皮质激素的规定"需要多少即用多少，但以尽量少用"。根据一些调查研究结果，每日用 200μg 或 300μg 二丙酸倍氯米松，可使 30% 的患者的鼻部症状得到完全控制。每日增加到 400μg 可使 60% 的患者鼻部症状得到完全控制。如果用 400μg 作为季节性治疗，对一般花粉过敏症患者将是有益的。

【效果】该药的有效率随各地区花粉数量的多寡而有所不同。

2. 伯克纳（商品名 BecoNase，通用名即二丙酸倍氯米松，Bectomethasone）、辅舒良（Fluticasone propionate）和布地奈德（Budesonide，雷诺考特）

【效果】治疗效果具有更多优点。比如当鼻内给药后，在局部组织中的浓度可迅速升高并维持较长时间，对激素受体（靶细胞浆内）的亲和力较高，具有很强的抗炎症反应作用等。

【不良反应】当长期或大量使用糖皮质类药物，尤其是口服、肌内注射给药时，可抑制下丘脑垂体肾上腺轴体作用功能而导致肾上腺皮质萎缩，抑制人体正常发育和导致骨质疏松等。但鼻内局部用药几乎不存在这些副作用。常见的有痂皮形成、鼻腔干燥、轻度鼻出血等。但这些轻度的局部反应可通过更换给药方法，如选用水溶剂喷雾等而得到改善。有报道称，长期使用鼻内皮质类激素可出现罕见的鼻中隔穿孔情况。

3. 糠酸莫米松（Mometasone Furoat，商品名：内舒拿）

【剂型】最新的喷雾剂。

【适应证】适用于治疗成人、青少年和 3~11 岁儿童季节性或常年性鼻炎。

【用法与用量】通常先用手掀喷雾器 6~7 次作为启动，直至看到均匀的喷雾，然后往鼻腔里喷药，每喷喷出糠酸莫米松混悬液约 100mg，内含糠酸莫米松水合物，相当于糠酸莫米松 50μg，如果喷雾器停用 14 日以上，则在下一次应用时应重新启动。

成人（包括老年患者）和青年：用于预防和治疗的常用推荐剂量为每侧鼻孔 2 喷（每喷为 50μg），1 日 1 次（总量为 200μg），一旦症状被控制后，剂量可减至每侧鼻孔 1 喷（总量为 100μg），即能维持疗效。

如果症状未被有效控制，可增加剂量至每侧鼻孔 4 喷的最大每日剂量，1 日 1 次（总量为 400μg），在症状控制后减小剂量。3～11 岁儿童：常用推荐量为每侧鼻孔 1 喷（每喷为 50μg），1 日 1 次。

【效果】在首次给药后 12 小时即能产生明显的临床效果。

4. 康宁克通 - A 肌肉注射剂（1 - Kenacort - Aintramuscular）

【剂型】系丙酮缩去炎舒松无菌混悬液，是一种消炎作用极强的合成糖皮质类固醇，每 1mL 含去炎舒松 40mg。

【适应证】季节性过敏性鼻炎及哮喘。

【用法与用量】注射一次，疗效可维持数周。

【禁忌证】全身性真菌感染和自发性血小板缺乏性紫癜。

【注意】本品为混悬液，不可做静脉注射或皮下注射。6 岁以下儿童禁用。

5. 得宝松（Diprospan）

【剂型】灭菌混悬水溶液，1mL 得宝松含二丙酸倍他米松 5mg（缓慢释放，可长时间维持疗效），2mg 倍他米松膦酸酯钠（Betamethaasone sodium）可立即起效。

【用法与用量】肌内注射 1mL。一个月后视病情和患者的反应，可重复应用。

【不良反应】与长时间全身用糖皮质类固醇的副作用同。

【禁忌证】与全身使用的糖皮质类固醇相同。

【注意】不可用于静脉注射。

十、抗胆碱能药物（M 胆碱受体拮抗剂）

副交感神经（迷走神经）的兴奋可引起鼻的喷嚏发作，激活鼻黏膜腺体和血管，产生鼻分泌物增加和血管扩张；也可引起支气管平滑肌收缩，增加腺体分泌、血管充血和黏膜肿胀等反应。抗胆碱能药物有抑制胆碱能受体的作用。能降低胆碱能神经兴奋性，减少鼻分泌物和减轻鼻黏膜充血。可松弛支气管平滑肌和减少气管分泌物及减轻鼻黏膜充血。

1. 异丙托溴胺（Ipratropin），又称溴化异丙托品（Ipratrapium Brommide），商品名爱喘乐（Atrovent）

【剂型】定量气雾剂，成分为：爱喘乐 10mL／支，每喷定量爱喘乐 20μg。

【效果】吸入爱喘乐 5～10 分钟即产生作用，对呼吸道的作用可持续 5～6 小时。

【适应证】适用于可逆性支气管哮喘及过敏性鼻炎鼻分泌物过多。

【用法与用量】用于支气管哮喘的间歇和长期治疗时：每次 2 喷，一日 3～4 次。

有人应用爱喘乐定量气雾剂（经口吸入气管用），采用乳胶奶头按鼻孔大小剪孔套于气雾器口，改装成鼻用定量气雾剂，应用于过敏性鼻炎，每鼻孔 1～2

喷，1日3次，可使鼻分泌物明显减少。

【不良反应】鼻干燥，轻微鼻涕带血等。

2. 可必特（Combivent）是抗胆碱能药物

【适应证】支气管哮喘。

【剂型】异丙托溴胺与 $β_2$ 受体激动剂的混合溶液。每支含异丙托溴胺 0.5mg 与沙丁胺醇（舒喘灵）3mg。

【效果】抗胆碱能降低大气道的平滑肌张力，$β_2$ 受体激动剂能降低小气道平滑肌张力。所以两种药物合用，有协同作用而增加效果。

【用法与用量】成人剂量：每次2喷，1日3次。

学龄儿童剂量：每次1～2喷，1日3次。

十一、鼻黏膜血管收缩剂（又称避减充血剂）

1. 麻黄素（Ephedrine）

【剂型】属拟交感神经药物。常用其盐酸盐制成 0.5%～1% 等渗溶液作滴鼻剂。对鼻黏膜上皮纤毛活动无损害作用。可与呋喃类药物配合使用。小儿用药浓度一般为 0.5%。

2. 盐酸麻黄碱

【剂型】滴鼻剂（含盐酸麻黄碱1g，氯化钠0.6g，尼泊金0.03g，蒸馏水加至 100mL）。

【适应证】收缩鼻黏膜血管。

【用法与用量】每鼻孔滴1～2滴，一日3次。

3. 呋麻

【剂型】滴鼻剂（含盐酸麻黄碱10g，尼泊金0.3g，0.01%呋喃西林溶液加至 1 000mL）。

分装：8mL/支。

【适应证】用于鼻黏膜肿胀。

【用法与用量】每鼻孔滴1～2滴，1日3次。

【注意】避光保存。

4. 去氧肾上腺素（Phenylephrine 又名新福林）

【剂型】常用盐酸盐，常用浓度为 0.25%。作用与麻黄碱同。所以常制成 0.25%～0.5% 的乳剂或胶冻剂，以延长其作用时间。小儿用药浓度为 0.125%。

【不良反应】稍有局部刺激，滴鼻后有短暂散瞳作用。

【效果】毒性低，对黏膜上皮纤毛无害，只是持续时间短。

【注意】高血压和动脉硬化的患者宜慎用。

5. 苯甲唑啉（Paphazolinee 商品名：鼻眼净）

【适应证】对过敏性鼻炎鼻充血有效，对麻黄碱有耐受性者可选用本品。

【不良反应】用后有继发性黏膜充血，多用减效现象显著，常用可引起纤毛消失，腺体增生转为萎缩等。

【用法与用量】治鼻充血用其 0.05% ~ 0.1% 溶液，每侧鼻孔滴 1 ~ 2 滴，1日 3 次。

【注意】儿童禁用。因可引起心动过缓、传导阻滞、血压下降，乃至发生心源性休克而死亡。

最后，还要谈谈鼻塞时如何使用滴鼻药的问题。很多患者对这个事往往采取"马大哈"的态度。遇到鼻子堵得喘不过气来时，就急忙站起来往鼻子里灌麻黄素滴鼻剂或者鼻眼净等扩张血管的药液。其实，用滴鼻药这里面还真有不少学问，如果你是站着用滴鼻药，结果往往是适得其反，由于大量的药液并没有进入鼻腔深层或鼻窦里，而是都顺着嗓子流入食道和胃里。不仅造成药液浪费，还会使你怀疑这种疗法不管用。于是，滴一次不管用，就滴第二次，第三次，甚至更多。

老施在此教您一招。正确的滴鼻方式是：在使用滴鼻药时，先平卧，头后脑勺下放一枕物，使头部充分后仰为垂直状，然后将药滴入鼻内。这样药液可以顺顺当当地进入鼻腔和上颚窦，停留片刻，左右摆头，让药液徐徐流进其他鼻窦。最后坐起，将头下垂数秒钟，使鼻通道内到处布满药液，这样能使鼻堵快速消失，使你感到轻松起来。请见图 7 – 6。不信您"照猫画虎"试试看。

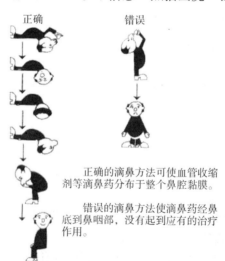

正确的滴鼻方法可使血管收缩剂等滴鼻药分布于整个鼻腔黏膜。

错误的滴鼻方法使滴鼻药经鼻底到鼻咽部，没有起到应有的治疗作用。

正确：每种姿势间隔30秒。　错误：两种姿势间隔2秒。

图 7 – 6　正确与错误滴鼻药示意图

怎样减充血剂滴鼻的不良反应？

鼻黏膜减充血剂如用量过大或长期滥用，不但出现多用减效现象，产生依赖性耐药性，而且会因继发性血管扩张，反应性充血，使鼻甲肿大，鼻腔更为阻塞。

其病理改变为黏膜纤毛脱落，腺体增生，黏膜下层水肿并由细胞浸润，称为药物性鼻炎。因此，应从严掌握适应证，不得滥用。花粉过敏性鼻炎用药时间应严格控制在 7～10 天，新生儿禁用。高血压、闭角型青光眼、甲状腺功能亢进和前列腺肥大等患者均应慎用。

十二、减充血口服剂

减充血口服剂吸收后可通过血液循环达到整个呼吸道黏膜，不受鼻腔分泌量的影响，不损害鼻黏膜，不易引起药物性鼻炎，也无药物依赖性。

成药商品有：

（1）复方麻黄碱片（百喘朋片），每片含盐酸麻黄碱 30mg，苯海拉明 50mg，后者有镇静作用，可抵消前者的兴奋作用，两者有协同作用。

（2）开瑞能片（Clarrinase Repetabs），每片含氯雷他定 5mg，伪麻黄碱（pseudo ephedrine）60mg。

【适应证】为减充血剂和抗组织胺药制成的复方制剂。

【用法与用量】成人每次口服 1 片，1 日 2 次。

【不良反应】偶见口干、头痛、失眠或嗜睡。

【注意】青光眼、尿潴留、高血压、冠心病、甲亢患者禁用。

十三、治疗哮喘的喷雾剂

除上述哮喘的抗组织胺药、肥大细胞稳定剂、抗胆碱能药、糖皮质激素口服、注射和鼻喷雾剂外，还有经口吸入气管的气雾剂、β$_2$ 肾上腺素受体激动剂、氨茶碱类药物和白三烯受体调节剂等。

1. 二丙酸倍氯米松气雾剂（Becotide Inhaler 商品名：必可酮气雾剂）

【剂型】气管吸入气雾剂。为吸入性皮质类固醇，必可酮气雾剂每支提供 200 剂气雾，由特别设计的控制器，定量喷出 50μg 二丙酸培氯松气雾。

【适应证】哮喘病情恶化以及对支气管扩张剂的舒缓作用有减弱的患者；支气管扩张剂兼色甘酸钠不足够控制哮喘的患者，患有严重哮喘，依赖口服全身性皮质激素或肾上腺皮质激素（ACTH）或其合成等效剂的患者，必可酮的防治效果甚佳，又无碍发育，尤宜于治疗患有严重哮喘的儿童。

【用法与用量】成人剂量：常规用维持剂量为日吸 3～4 次，每次吸用 2 喷（共 100μg）。病情严重者，开始时使用剂量为日吸 600～800μg，见效后可慢慢减少剂量。

儿童剂量：按实际疗效日吸两、三次或四次，每次 1 或 2 喷（50～100μg）。

2. 普米克（Pulmicort 商品名：都保）

剂型皮质类固醇药，有手控定量气雾剂（液体）及粉制吸入剂型。布地奈德 100μg/喷，200μg/喷或 400μg/喷。

【适应证】支气管哮喘。

【用法与用量】剂量随个体而异。开始治疗时、严重哮喘患者及口服糖皮质激素患者在减量或停用时的剂量应为：

成人每天 400～1 600μg，分 2～4 次使用（轻症每天 400～800μg，重症每天 800～1600μg）。

儿童每天 400～800μg，分 2～4 次使用（轻症每天 200～400μg，重症每天 400～800μg）。

维持治疗随个体而异，并尽可能将剂量调至最低，通常每天 2 次是足够的（早、晚各 1 次）。

十四、β_2 肾上腺素受体激动药

作用机理，本类药物为 β_2 肾上腺素受体激动药，有兴奋支气管平滑肌 β_2 受体，激活腺苷酸环化酶，细胞内 cAMP 合成增加并激活 cAMP 依赖的蛋白激酶，进而气道平滑肌松弛，支气管直径扩大而有平喘作用。

1. 喘乐宁（Ventolin Inhaler）

【剂型】喘乐宁沙丁胺醇气雾剂每支提供 200 剂气雾。由特别设计的控制器，定量喷出 100μg 沙丁胺醇气雾。

【适应证】喘乐宁适用于各型支气管哮喘，慢性支气管炎及肺气肿，能舒缓及预防支气管痉挛。

【用法与用量】成人：日吸 3～4 次，每次 200μg（2 喷）。

儿童：日吸 3～4 次，每次 100 μg（1 喷）。

2. 博利康尼（都保）喷雾剂

【剂型】硫酸特布他林 0.5mg/喷。

【适应证】支气管哮喘，慢性支气管炎，肺气肿或其他肺部疾患引起的支气管痉挛。

【用法与用量】成人及 12 岁以上儿童 0.5mg/6h，严重病例需要时增至 3 喷，最大剂量 24 小时不应超过 12 喷。5～12 岁儿童 0.5mg/6h，或严重病例需要时加至每次 3 喷，最大剂量 24 小时不应超过 8 喷。

十五、茶碱类药物

茶碱类药物是治疗支气管哮喘解痉挛的老药。由于新药 β₂ 激动剂气雾吸入比口服或静点茶碱类药的疗效起效快、安全，因此茶碱失去了作为解除支气管痉挛首选药的地位。近年来，人们发现茶碱在血清高浓度时（10～15mg/L）有气道平滑肌松弛作用，而在低血清浓度（5mg/L）时有抗炎及调节免疫功能作用，因此茶碱仍是治疗哮喘的常用药。

1. 氨茶碱（Aminnophyline）

【适应证】松弛支气管平滑肌，抑制过敏介质释放，减轻黏膜充血和水肿；增强呼吸肌的收缩力，减少呼吸肌疲劳等。治疗支气管哮喘，与 β2 受体激动剂合用可提高疗效。

【用法与用量】成人口服常用量为每次 0.1～0.2g，1 日 0.3～0.6g；小儿每次 3～5mg/kg，1 日 3 次；成人常用静注剂量为每次静注 0.25～0.5g；小儿每次 2～3mg/kg，以 5% 葡萄糖注射液 500mL 稀释后缓慢静滴。

【注意】饭后服药可减轻对胃部刺激；静滴过快可引起心脏兴奋、心悸、心律失常、血压下降、惊厥等。心梗伴血压低者禁用。不可露置空气中，以免变黄失效。

2. 优喘平控释片（无水茶碱）

【剂型】每片优喘平控释片含无水茶碱 400mg 或 600mg。

【适应证】缓解和/或预防成人及 12 岁以上儿童的支气管哮喘、慢性支气管炎和肺气肿。

【用法与用量】不可咀嚼或压碎，只能沿划痕处掰开半片服用。每日给药 1 次，最好晚间服用，服药时喝一杯水。服药剂量必须根据个人症状的严重程度、肺功能、肝肾功能和血清茶碱浓度等情况。一般认为，茶碱的血清浓度保持在 10～20mg/mL 可达到最佳疗效和最小中毒风险。

由于茶碱可进入乳汁，引起哺乳婴儿兴奋或其他中毒现象，因此，建议乳母用药时不可哺乳，或哺乳时不用药。

12 岁以下儿童每 24 小时服用一片优喘平控释片的安全性和疗效尚未建立。

十六、白三烯受体调节剂（白三烯受体拮抗剂）

①预防及治疗轻度至中度慢性支气管哮喘。本品可单用，或作为糖皮质激素的替换用药。对于合用长效 β₂ 受体激动剂与糖皮质激素的患者，可作为 β₂ 受体激动剂的替代用药。还适用于过敏性鼻炎伴有鼻息肉的患者。②可用于严重哮喘患者的辅助治疗。本品可作为吸入糖皮质激素和 β₂ 受体激动剂的严重患者的辅助用药，可增强疗效并减少激素用量。

最新报道称，白三烯调节剂可减轻哮喘症状，改善肺功能，减少急性发作。对轻度哮喘患者可单独使用，中重度患者与吸入性糖皮质激素联和使用时，可减少后者剂量并提高疗效。尤其适用于对阿司匹林的过敏性哮喘、运动性哮喘和伴过敏性鼻炎哮喘患者。

扎鲁司特（Zafirlukast，商品名安可来）

【剂型】片剂，每片含扎鲁斯特20mg。

【适应证】用于哮喘的预防及长期治疗。

【用法与用量】成人及12岁以上儿童，口服每天两次，每次20mg。增至每天2次，每次40mg时疗效更佳。应避免在进食时服用。

【不良反应】可有轻度头痛、咽炎、鼻炎、胃肠道反应及转氨酶增高，停药后可消失。

【注意】妊娠期及哺乳期妇女慎用。

第三节　中西医结合治疗

中医医药是我国巨大的宝库，它具有非常悠久的历史，它记载了许多前人在与疾病斗争中的实践经验，因此我们在抗击过敏性疾病中，中医药的作用不容忽视。2009年美国李氏研究小组一份研究报告显示，一个由9种中药配成的方剂，对实验性花生过敏性休克具有良好的疗效。之前该小组曾发现一个含3种中药的方剂对哮喘有良好的疗效，它可显著改善患者肺功能，并可调节Th1/Th2比例平衡（图7-7）。

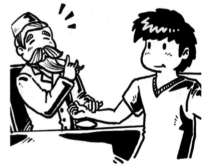

图7-7　坐堂中医治过敏

一、鼻炎

发作时喷嚏、流涕、鼻痒不止等症状。如果采用西医治疗，多半是使用一些抗组织胺或激素类药物。但这只治标不治本。现将中医对过敏性鼻炎的治疗分三类介绍：

1. 肺气虚寒型

这类患者喷嚏不明显，鼻涕却很多，常为清水鼻涕。经常是一个鼻孔通气，有时两个鼻孔堵塞，只能靠嘴巴呼吸。有时有脸色苍白、出汗等症状。

这些表现都是由肺气虚寒引起。肺气失宣则流涕不止。肺气虚弱必然会导致多汗。所以治疗以固表止汗为主。常用药有玉屏风散，适当服用可起到一起固表止汗的作用。

2. 脾气虚弱型

这类患者除有呼吸系统的症状外，还有腹胀、腹泻等脾气虚弱的症状。由于脾气虚弱而不能运化水谷精微，所以可采用补中益气汤治疗，对腹泻有很好的疗效。

3. 虚实夹杂型

过敏性鼻炎久治不愈，可引起虚实夹杂的症状。表面上风热症状明显，除有喷嚏、流涕等症状外，可有咽喉充血、痒痛等表现。在急性期可用桑菊饮，有疏风清热、宣畅肺气的作用。喷嚏、流涕症状控制之后，应着手调理阴阳与脏腑，可服用知柏地黄丸等中成药。

二、过敏性皮炎

中医认为，这是由风燥与血热所致。中医将过敏性皮炎分为两型：

1. 阴虚血燥型

这类患者皮肤有浅红或暗红疹斑，皮肤表面粗糙覆有鳞屑。口干不喜饮水，舌质红或暗红。治疗以滋养滋阴养血润燥、滋养肺阴为主，以强化脾胃的营养吸收功能。首治疗选地黄饮，可起到祛风润燥、化淤止痒等功效。

2. 温热内蕴型

这类患者疹斑上有水泡，抓破后皮肤呈鲜红、糜烂状，可有渗出液，液干结黄色痂。患者常有大便干燥、小便黄、舌质红等症状。治疗上应以利湿清热、去除肠胃湿热和利肠通便为主，消风散的疗效较好。

三、荨麻疹的中药敷脐疗法

荨麻疹，俗称风疹块，中医称为隐疹。荨麻疹是由于皮肤小血管扩张及渗透性增加而出现的一种局限性水肿。反复发作数月以上者称慢性荨麻疹。慢性荨麻疹较为顽固，用中药敷脐疗法可取得较好的疗效。

中药穴位敷贴疗法是中医学的重要组成部分。现代研究证明，中药敷贴可对穴位产生一定的刺激，发生特异性热血变化，使局部温度增高，毛细血管扩张，有利于中药成分通过皮肤、循经络而直达病所或周行全身，穿过毛孔不断地进入淋巴液、血液而发挥其药理作用。

穴位贴药还可能通过刺激穴位及药物的吸收、代谢，对机体的有关物理、化学感受器产生影响，调整大脑皮层和植物神经系统的功能，通过细胞免疫和体液免疫，增强抗病能力，从而达到防病治病的目的。

敷脐疗法以中医理论为基础，以中医整体观和辨证观为原则，利用药物敷贴脐部，通过脐部吸收和接收药物的刺激，以调整阴阳平衡，从而达到治疗的目的，在临床应用中有着独到的功效。

四、哮喘

西医将哮喘分为内源性哮喘和外源性哮喘。外源性哮喘又称过敏性哮喘，多由花粉、真菌、屋尘、尘螨、动物皮屑、食物或职业性过敏原所引起。如前所述，它属于Ⅰ型过敏反应。

内源性哮喘又称感染性哮喘，上呼吸道菌丛的某些成分过敏或因感染支气管黏膜而发生改变，以致对自身具有抗原性。它属Ⅲ型（免疫复合物型）过敏反应。另外还有运动引起的哮喘、精神性哮喘、职业性哮喘、肿瘤或异物引起的哮喘、喘息性支气管炎、心源性哮喘等。

祖国医学则将哮喘分为实喘和虚喘，实喘又分为寒喘与热喘。虚喘中分肺虚、脾虚与肾虚。现将实喘、虚喘与寒喘、热喘的辨证列入表1中以资参考。

表1　实喘与虚喘的鉴别

	实　喘	虚　喘
发作	急骤	徐缓
呼吸	气长有余，以呼出为快	气短不续，但得引长一吸为快
声息	胸胀气粗，声高息涌	慌张气怯，声低息短
劳动	其人强壮，与劳动无关，发作间歇期如常人	其体倦怠，动则喘促，无明显发作间歇期
脉	多实而有力	多虚细无

表2　寒喘与热喘的鉴别

	寒　喘	热　喘
发作	秋冬较多	夏季较多
主观	怕冷、口不渴	怕热，烦渴
外观	面色较苍白或晦暗	唇面常红
痰	多稀薄	多夹黄脓状或稠厚
二便	大便或溏薄，小便清常	大便多干结，小便短赤
舌苔	多为薄白或腻	多黄燥，舌质或红
脉象	浮或弦紧	洪、滑、数

第四节 免疫治疗（减敏治疗）

特异性免疫治疗是一种过敏反应临床上采用最为广泛的治疗方法，也是一种病因治疗，兼具预防与治疗双重意义（图7-8）。

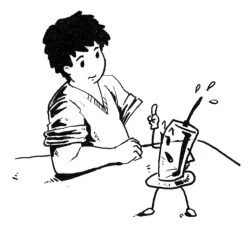

图7-8 注射脱敏针预防又治疗

对于呼吸道过敏反应性疾病的治疗，仅仅依靠避免的措施有时难以奏效，所以，除了加用抗过敏的药物外，仍需采用免疫治疗。这就是用致敏的特异性过敏原进行减敏治疗。这一方法对多数过敏患者是有效的，但开始时要试着来。

将牛痘疫苗接种到人的身上，便可以产生抗天花的免疫力。如将对患者过敏的抗原（过敏原）皮下注入人体内，即可改变患者的过敏反应，使患者的过敏症状得到缓解或消失。虽然免疫治疗在医治过敏反应性疾病中占有重要的地位，但它并非"仙丹妙药"，不能指望打上几针就神速见效。对付过敏病需要患者与疾病作长期不懈的斗争。

因为减敏治疗的抗原剂量是逐渐增加的，所以，患者要有充分的思想准备，千万不要打了几次减敏针觉得效果不大就丧失信心。

我们的经验是，由花粉引发的季节性过敏性鼻炎或哮喘，对于免疫治疗的效果最好，80%~90%的患者症状可以得到不同程度的改善。但是由屋尘或真菌引起的呼吸道过敏病的疗效远不及使用花粉过敏原，分别为50%~60%。对于动物皮屑敏感的人，虽然用免疫疗法有效，但不如干脆利落地避免与动物皮屑接触（即放弃在室内饲养宠物），疗效来得既快又彻底。

对于其他环境中的其他物质（如木棉、蒲绒、黄麻、羽绒等）过敏的人，采用免疫治疗还不如用代用品避免法来得更直接更彻底。

对于难以避免的职业因素接触者，例如家畜饲养工作者或实验室工作者则应考虑进行免疫治疗。

易感染而又查不到病因的哮喘或鼻炎患者可采用储备的细菌疫苗或自家疫苗进行免疫治疗，可取得一些辅助的效果。

对于食物过敏、荨麻疹、血管神经性水肿和异位性皮炎的患者，可考虑选用药物治疗，抗 IgE 治疗或中药治疗。

一、免疫治疗的机理

呼吸道过敏性疾病的发生源于过敏原特异性 Th 细胞的分化发生偏移，最终使体内 Th1 和 Th2 反应失衡，表现为以 Th2 反应为主。因此免疫治疗的目的应是调节 Th 细胞的分化，使 Th1 和 Th2 的反应重新回复至正常的平衡状态，因而免疫治疗理论认为，可达到治疗目的治疗机制为：①使 Th2 反应减轻。②使 Th1 的反应加强。③使 Th2 反应的减轻和 Th1 反应的加强相结合。

所以说，免疫治疗可以引起 Th2 类淋巴细胞明显的向 Th1 类淋巴细胞转换，从而终止过敏反应炎症的过程。

二、免疫治疗的过敏原是如何制成的

过去我们所使用的免疫治疗制剂又称过敏原浸液。它是将原料经过加工成粉末，然后选用适当的浸出液，浸泡 24 ~ 48 小时，把浸泡出的液体再加工，最后经过无菌消毒而成。用这种方法制成的浸液称粗制品。目前国外已有各种不同的精制品出现，其效果尚待观察。

三、免疫治疗的方法

医生和患者都要同时掌握这方面的知识。不然，你就不了解免疫治疗是怎么回事，无法把握免疫治疗的良机。

免疫治疗原称脱敏治疗或减敏治疗，就是用提高机体免疫耐受力的方法来减轻过敏反应。但是在开始进行减敏治疗前，必须先查清楚患者是对何种东西过敏。目前的减敏治疗只限于吸入物，不包括食物过敏原。

一般我们找到过敏原后，再用不同稀释度的过敏原进行反应浓度滴定，最后选定无反应的剂量开始进行治疗，也就是说，从最小的反应剂量开始，逐步增加剂量，使过敏病者慢慢接触所敏感的致敏原，逐渐达到减敏的目的。经过一段减敏治疗后，患者对致敏原的免疫耐受力就可以得到提高，直至接触一定量的致敏原后不再发生过敏反应。但减敏的时间一般比较长，患者思想上要有充分准备，不能指望立竿见影，可能需要一年、两年，甚至更长一点的过程。因此，需要患者要树立治疗信心，积极配合，不要半途而废。不过，也有患者经过长期的减敏后并未见效或效果不明显。所以说，减敏治疗也是因人而异的，并非百分之百地有效。不见效的原因很多，具体人要具体分析，有可能是所查出的过敏原不够确切，也可能是滴定不准确，也可能是减敏剂量不合适等。这就需要结合病史进一步检查。

由于皮肤试验往往会出现假阳性或假阴性的结果，所以仅凭皮肤试验的一项结果就选择致敏过敏原进行减敏治疗往往是不明智的，有可能因此而使免疫治疗失败。如果没有找到真正对口的致敏过敏原或过敏原浸液本身出现了质量问题等等，也会导致免疫治疗失败。

减敏治疗一般来说是安全的，不良反应的发生率很低。我们未在工作中发现这样的病人。但在给患者进行减敏治疗时，仍有必要向患者交代清楚，一旦出现不良反应，必须及时来医院看急诊。如果反应轻微，仅为局部反应，患者也应在下次就诊时向主治医生说明情况，以免发生更严重的不良反应。处理不良反应的方法多种多样，要在医生的指导下进行。

四、免疫治疗要留意什么

1. 注射常规

一般用皮下注射花粉过敏原浸液。为了保证注射剂量的准确性，应使用 1mL 的注射器，注射的部位应在上臂外侧中段，这样有便于使用止血带控制意外的全身反应。如果每次只注射一针，应在两臂交替进行。为了预防局部组织萎缩，如有可能，每次应在不同的部位进行注射。

2. 免疫治疗的不良反应

一般可于 6~8 小时内发生局部皮肤红、肿、痒的反应，反应可于 24 小时内消失，很少发生特别的不舒服感。个别患者局部反应可能迟缓出现。如果局部反应持续 24 小时以上，说明所用治疗剂量可能过大，下次注射时应维持原剂量不变或减少原剂量。注射花粉过敏原浸液后，即使无局部反应，有时也会出现全身乏力、嗜睡、中毒等症状。较重的反应称为全身反应。

应当注意到，注射花粉过敏原浸液要比注射其他过敏原的反应要大一些，并且容易发生全身反应。一般成人要比儿童多见。这种反应可在注射过敏原浸液不久后 1~20 分钟出现，临床表现可轻可重。症状开始时，常伴有喷嚏发作或鼻、眼、颈后或手心发痒。通常这些症状不会进一步发展，也可于短时间内消失，但也有个别症状恶化的报道。如有些患者喷嚏可越发显著并伴有大量流涕和眼部症状，皮肤痒感加重，最后出现荨麻疹。荨麻疹可发展为全身症状，可伴有脸部、唇部和眼睑部明显肿胀。更严重的反应，有如胸部有压迫感，甚至出现哮喘。在好发哮喘的花粉过敏症患者中，更易出现此现象。如果不采取及时治疗，便会引发症状越发严重，但死亡事件极少发生。最严重的急性反应常在注射后数分钟内开始。所以，为了及早预防可能发生的全身反应，应当让患者在注射过敏原浸液后，留在门诊观察 20 分钟或更长一些时间。

3. 迟发性过敏反应

全身反应的发作有可能推迟，尤其是儿童，有时可迟发于数小时之后，因而易被人忽视。

一般症状可表现为鼻炎，也可以是轻微的荨麻疹发作或两者兼而有之。哮喘可成为主要症状，尤其是在儿童中，哮喘往往是他们最为明显的过敏表现。虽然全身反应较常见于一些有明显局部反应的患者，但有时也可出现于完全没有局部反应的患者。

对于速发型全身反应要与晕厥的发作相区分。因为速发型全身反应常见于首次接受免疫治疗的患者，特别是男性患者。有晕厥发作的患者常面色苍白，皮肤湿冷，但并无呼吸困难或荨麻疹，常见于注射花粉过敏原浸液后。紧急处理方法为：降低患者头部，闻氨水等，一般可即刻见效。

其他全身反应更趋于迟缓发作的症状，包括头痛、呃逆、恶心、呕吐、腹泻、腹绞痛或子宫痉挛、眩晕、心动过速和发烧等。在花粉季节发生的反应可能较重，难以分辨这种症状是由注射过敏原浸液而引起，还是由于更多地接触花粉所致。

4. 最常引起全身反应的原因

①药量大于患者的耐受力或投药间隔期过短。②没有考虑到由旧过敏原浸液换成新鲜浸液或由较弱的浓度换成较强的浓度时可能造成的反应。使用新鲜浸液时，可取的办法是先减量，而后再增加。③意外地将过敏原浸液注入静脉。因此，注射部位最好选择上臂的外侧而不在内侧，尤其要注意避开上臂血管较丰富的部位。注射过敏原浸液前，一定要将注射器的活塞往回抽一下，以确定有无回血发生。注射速度要慢。注射后切忌按摩注射部位。如由于某种原因考虑注射后可能发生全身反应时，可在原注射部位上方注射小剂量 1∶1 000 肾上腺素（0.2或 0.3mL）或口服抗组织胺药物。

对于发生全身反应者，应在其注射部位上方使用止血带，以防止花粉过敏原浸液进入血液循环（要注意定时松开止血带），并在止血带上方或在对侧上臂注射肾上腺素（0.2~0.3mL，必要时可多注射一些 0.5mL）。20 分钟或半小时内应再重复注射一次。待急性症状消退后，可以给予皮质类固醇、肾上腺素或抗组织胺药物等，以克服任何残留的不舒服感。对于以休克症状为主要表现的极少见病例，不论其原因如何，疗法与处理过敏性休克的方法相同（见皮内试验不良反应章节）。

5. 如果反应发作迟缓怎么办

当反应出现时，应立即给患者口服抗组胺药物，可防止反应转化为急性。如不见效，可注射一剂肾上腺素。暂停减敏治疗，或减少注射剂量，或配合药物治疗等。

6. 免疫治疗失败了怎么办

免疫治疗失败后，最简单的办法是改用药物治疗，而且最好是采用中西医结合的办法来对付过敏病。

7. 免疫治疗的最新进展

应用特异性过敏原进行免疫治疗已在世界各国实施了多少年，但这种皮下注射的免疫疗法有很多局限性，通常只有部分疗效。为了缓解症状，患者仍需使用某些药物。不良反应也时有发生，但反应多数轻微。致命性的反应也不是没有发生过，因而许多欧洲国家把舌下含服的免疫治疗法用于需要接受免疫治疗的患者。此外近年来其他过敏原特异性治疗也很活跃，除舌下含服治疗外，还有口服热变性蛋白、口服免疫治疗、基因工程重组蛋白治疗等。

目前能买到的唯一一种舌下免疫治疗制剂（Grazax，ALK-Abello）是草本花粉（猫尾草属）提取物。这在欧洲的临床应用相当普遍。一些欧洲国家用舌下含服的尘螨过敏原在哮喘和过敏性鼻炎免疫治疗中取得了较好的疗效。但美国FDA尚未批准任何一种进行舌下免疫治疗的制剂。

舌下免疫治疗既有优点也有缺点，优点是服用方便，无须打针注射（图7-9）。

舌下免疫治疗开始时，可用完全维持量，无须像传统注射免疫治疗那样，需要逐渐增加剂量。商品化的舌下片剂每日使用一次，作为标准剂量。至少在花粉季节前两个月，即3~4月前开始治疗，疗效最好。舌下局部刺激症状较轻，一般不需要减少随后的用药量，发生过敏反应的危险也极低。

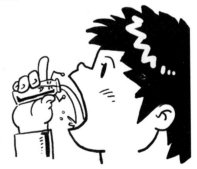

图7-9　舌下免疫治疗新选择

尽管舌下免疫治疗有效，但多数患者仍需使用其他药物，如抗组胺药和减充血剂，以便更有效地缓解症状。舌下免疫治疗的一些其他技术问题仍需积累更多的临床实践经验予以改进。尤其是它的副作用，如口腔和舌下的局部刺激症状。据报告，舌下免疫治疗的局部刺激症状的发生率为47%和52%。约50%的患者出现局部瘙痒，但通常是一过性的，不会发展成过敏反应。但是无论如何，这一方法是有研究和推广的价值。

第八章　过敏如何迈向健康之路

第一节　健康的定义和去向

有些人活了一辈子或半辈子，问他什么叫健康，有人会回答"没病就是健康"，或许有人说"活得潇洒就是健康"，这些回答可以说都不够全面。让我们听听世界卫生组织是怎么说的。该组织有关健康的定义是："健康不仅仅是没有疾病和不虚弱，而且是身体上、心理上和社会适应能力上三方面的完美状态。"过敏病患者请您好好想一想，您都做到了吗？

我认为世界卫生组织的说法比较标准，健康不仅仅是躯体没有病，而是心灵深处没有病才是主要的。如果病已不再缠身，而心理状态一直很差，那么你的健康状况就不可能恢复到原有的水平。

为了争取健康，患者需要发挥自己主观能动性，让过敏病听我们使唤，我们让它朝东它就朝东，我们让它朝西它就乖乖地听我们的往西，就是说让我们成为疾病的主人，而不是成为疾病的奴隶，人人都要对自己的健康负责。

对待过敏病也毫不例外。听说有的过敏病人喜欢自作主张，不按医嘱定时定量服药，而是一会儿吃药一会儿停药，想着就吃，忘了拉倒。甚至有的患者随心所欲，一会儿增加药量，一会儿又减量。这样下去能把病治好吗？这能怪罪于医生医疗水平不高吗？说白了，这是一种心理障碍，它既是健康的绊脚石，也是对医生的不尊重。不错，过敏病的病因的确非常复杂，要找到它的元凶还真得下点儿工夫。所以，你对医生的处方要有耐心和信心，医生具有救死扶伤的美德，他们能不希望把你的病治好吗？从这些方面来看，迈向生命健康之路，需要医生和患者相互配合，这样健康的通道才能被打开，健康的曙光就一定会出现在人们的眼前。

第二节　健康管理

对过敏患者加强健康管理是很重要的。我国过敏病的发病率目前这么高，而有过敏专科的医院数量少之又少。过敏病的表现则是"五花八门"，有属于皮肤科的，有属于内科的，有属于耳鼻喉科的，还有属于眼科的等。但医院短缺全科医生，患者来医院就诊时只好对号入座。如果看皮肤上长疱疹红肿痒，就挂皮肤科；鼻子堵、打喷嚏、流鼻涕，就挂耳鼻喉科；哮喘就找内科；眼痒就找眼科。其实，过敏性鼻炎与哮喘本是同一气道，同一疾病。这一观念已经得到越来越多的研究证实。它们在多个方面具有相同的特征：鼻和下呼吸道黏膜是一个结构相似的连续体，具有多种相同的过敏原、触发因素和相同的病理生理学表现，都是以免疫球蛋白E介导的呼吸道慢性炎性疾病，也都具有相同的速发和迟发免疫反应过程，释放的细胞因子和炎性介质相同。它们的临床特征也基本相同，下呼吸道激发试验可引起鼻黏膜炎症，而鼻激发试验同样引起下呼吸道炎症。可是好多患者和医生对此并不了解，患者来医院就诊时是头痛医头，脚痛医脚，而不是"整体歼灭"。结果患者花费了不少时间和金钱，喘是过去了，而鼻炎却没人搭理。不过，过敏性鼻炎的最佳治疗可以有效减轻哮喘，因此必须考虑所采用的治疗措施是否对过敏性鼻炎和哮喘同时有效（图8–1）。

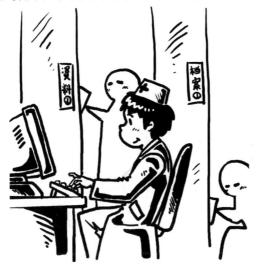

图8–1　医护人员在为患者建档案

从上述情况来看，我们在健康管理上要多下点儿工夫。医生应与过敏病患者建立合作关系，确定治疗和监测方案，这是实现有效管理的首要措施。医生应处处从患者的利益出发，要和患者交朋友，要经常和他们谈心，要给患者建立健康档案，要设置专职医生负责管理，随时解决患者的疾苦，或及时解决患者的咨询和要求。

凡是有条件的医院不妨尝试性地定期培训医护人员，帮助他（她）们提高过敏知识和技术水平。医院最好定期组织患者学习抗过敏的知识讲座，普及过敏防治知识。回忆20世纪60年代，我们曾开展过过敏性鼻炎患者的气功太极拳等慢病快治的培训班，通过宣教，患者不仅得到了治病防病的知识，而且医护人员还与患者建立了深厚的感情，我们成了一家人，大部分患者的病情因此而得到改善，患者仅用了很少的花费而得到了最多的实惠。同时，国家也节省了不少公费医疗开支。此外，我们所建立的健康档案，则十分有利于我们对患者的随访或跟踪。

特别应当指出的是，哮喘患者教育与管理是防治哮喘的关键因素。而我国哮喘病的控制率很低，究其原因，是医患之间缺乏沟通，患者对自身疾病缺乏正确认识，对医嘱的依从性差，这必然会导致病情控制效果不佳。在日常门诊工作中，医务人员应主动为患者提供各种防治疾病的知识和方法。根据某单位的工作经验是：①通过各种方式，让病人认识到哮喘是一种慢性疾病，防治哮喘是一项长期艰苦的工作，至少在目前还不能奢望服几天药，或打几针便根治哮喘。②让哮喘患者知道哮喘的本质是一种过敏性气道炎症，而目前糖皮质激素是唯一一种能够抑制哮喘气道炎症的药物。同时还要让患者相信吸入糖皮质激素完全可以有效控制气道炎症，并极少发生不良反应，最大限度地消除哮喘患者对应用糖皮质激素的顾虑和恐惧。③通过反复视角、演练，使每一位患者真正掌握吸入技术。这一问题不解决，完全控制哮喘就是一句空话。④必须教会哮喘患者监测病情，包括正确测量最大呼气流量，有条件者记哮喘日记，知道应在什么情况下及时去医院看病等（图8-2）。

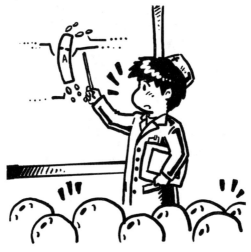

图8-2　医生在办学习班

第三节　营养管理

营养管理这对一些食物过敏的患者来说十分重要。由于一些食物过敏患者，他们的饮食受到某种限制，这会给患者营养状况带来一些影响，这就需要我们特别关注和指导。

医生既要告诉患者回避过敏食物的重要性，又要提醒患者回避的暂时性，并指导患者如何调整饮食结构，保持营养平衡，从而不使回避过敏食物影响健康。例如有人对小麦面过敏，他本人又是北方人，你让他天天吃大米饭，他不习惯，天天吃大米饭他坚持不下来。这样我们就没有使患者达到预期的疗效。但我们可以向患者提出，五谷杂粮的品种还多着呢！北方人可以改吃一些粗粮，如玉米面、小米、荞麦面等，这些粮食营养价值有的还超过小麦面。而回避小麦面一段时间，可以试着吃一点儿，量不宜大，间隔时间长一点儿。具体回避多少时间，因人而异，可以试着来，具体时间不好说，因为每个人的反应程度也不一样，是一年还是两年，可以根据病情控制的情况和个人身体状况的改变自己掌握，自己的试验和观察最有说服力。

对鱼虾、牛奶、鸡蛋过敏者常可见到。长期不喝牛奶会缺钙，可以改喝豆浆，量可以大一点。也可以加点其他含钙量较高的食品或每天服一粒钙片，这对防治过敏病也有帮助。总之，食物种类繁多，不要"一棵树上吊死"，这个东西过敏，你就换另一种，要试着来。

第四节　生活管理

生活管理则是方方面面，这里我们仅就一般专业书内提得不多的两个问题与读者闲聊。

一、在性生活中注意过敏

这个话题在一般专著中谈论的不多，但在性生活中出现过敏的症状时有发生。不过，由于人们受封建意识的束缚，即使在"性"中发生了过敏，也往往碍于情面而难以向医生张口。所以，有关这方面的信息我们掌握的不多，以致无法宣传太多相关知识。

其实，性生活并不是年轻人的专利。中老年人都会遇到这种事，除非是"性"冷淡，有病，否则为什么一提到"性"就流露出害羞的样子，就躲避，是不是怕说到性会遭到人身攻击？怕人骂你"埋汰"，或说你"老不正经"？其实，性是人类的天性，是自然形成的，是正常生理现象，没有什么难为情的。

1. 性生活引发过敏的原因

男方的性过敏是这样发生的：对女性的阴道分泌物过敏。女性在性兴奋时，子宫腺体会分泌一种稀薄的液体以润滑阴道，这种分泌物多呈弱酸性。如果男性为过敏体质，这些分泌物就可能成为一种抗原性物质，当其被阴茎的黏膜吸收后就会发生抗原抗体反应，刺激机体释放组胺（致敏介质），使阴茎皮肤黏膜上的微血管扩张，通透性增加，引起皮肤风团或口唇、眼睑等组织疏松部位肿胀等过敏表现。

　　女方对男方精液过敏：男性精液中含有来自精子和精浆成分的几十种特异性抗原，它们是女性体内所没有的。如果女方为过敏体质，男方的精液就有可能使女方过敏。过敏者多表现为外阴部发痒，有时出现轻度充血和水肿，少数会引起胸闷、心悸等症状（图 8－3）。

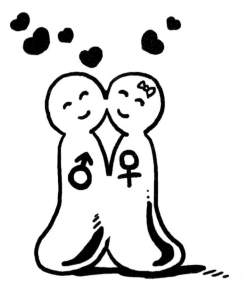

图 8－3　充实性爱中发生过敏的知识

2. 安全套的发生与发展

　　人们一谈到性生活，常要涉及避孕套、外用避孕药的问题。避孕套常被人们改称为安全套或保险套，其来源为拉丁语中的 condus，英文为 Condom，是容器的意思，并无安全的含义。说起避孕套，有人说历史悠长，可能已有 360 年的历史。也有人说，乳胶制避孕套于 1844 年问世，至今有一百几十年。起初，因为欧洲居民受到梅毒的困扰，一位意大利解剖学家想出一个点子，在性生活中让男女双方都能免去梅毒的侵袭，于是琢磨出一种安全套。后来发现这种安全套还能起到避孕的作用，于是这种一举两得的男用保险套即广为流传。随着艾滋病的猖獗，保险套的推广越来越深入人心。但安全套或保险套也好，避孕套也罢，它们两者其实是有区别的，前者是可以防止病毒的侵袭，而后者则不具备这一条件。所以，不能将避孕套统称为安全套或保险套。

　　可惜没有找到历史的记载，因此不知这种乳胶制造的避孕套是从哪年哪月出现了乳胶过敏的问题。这一下子使有些人在性生活中慌了神。但他们并不知道不用避孕套也会发生过敏问题（如前所述）。如果对乳胶避孕套不过敏，那么，用避孕套就可以防止过敏。

3. 乳胶避孕套和避孕药引发过敏的表现

据报道，约有8%的人对乳胶过敏。还有报道称，在美国，每100名男子中就有1~3人对乳胶过敏。具体表现为阴茎包皮及龟头红肿、灼痛、瘙痒，严重者可发生糜烂，渗液，甚至溃疡。

由于多数商业性男性避孕套都是用乳胶制成的，一旦遇到过敏就不能使用它。那么，对乳胶保险套过敏怎么办？该如何解决？

医生建议可改用聚氨酯材质的保险套，一般药房都可以买到。其缺点是它比乳胶保险套避孕和抗菌效果略差。对外用避孕药过敏者，如女性在阴道壁上涂避孕药膏或避孕药膜，可使少数男性的龟头发生过敏反应，如阴茎头红肿、瘙痒或包皮水肿等。女性也有对外用避孕药过敏者。这样就要避免使用上述药膏。

根据上面所述情况，奉劝一些人在性生活时，千万不要只图一时痛快，把防止过敏这事忘得一干二净。

二、美容与过敏

好美之心人人有之，不分年龄，不分长相，谁不想把自己打扮得更漂亮一些，更年轻一些？每个人都有不同的需求。目前由于人们生活水平大大地提高，收入不断地增长，国际交往日益频繁等等，美容成为一种高品位和时尚，也激发了美容业的快速成长。

然而，就在今日蓬勃发展的美容行当中也出现了一些问题，有的是行业中本身存在的问题，有的则是爱美的女士和男士们，频繁地出现化妆品原料过敏的问题，美容未成，反而被毁容，造成了美容者的终身遗憾与痛苦（图8-4）。

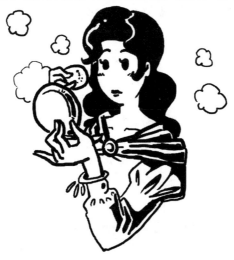

图8-4　美容莫忘过敏

怎样才能让你皮肤永葆青春常在呢?

青春常在不是靠化妆品,更不是靠美容,如果仅靠这些人造的东西,那不是自然美。自然美来自于你的健康,不仅没有病,还有健康的体魄,良好的心理状态和适应社会环境的能力,这自然会给你带来无限的风光、无限的美以及良好的气质。

要想保持皮肤美,女士们和先生们可要注意皮肤过敏的问题,如果你得了湿疹或是荨麻疹或是接触性皮炎,这些病大都在病愈后留有程度不等的痕迹,你说这能好看吗?

1. 如何区分皮肤过敏与敏感

乍听起来皮肤过敏与敏感不大容易区分,细琢磨起来他们二者之间还是有点差异:敏感是一种状态,是指皮肤脆弱,经不起任何刺激。它既与遗传和体质有关,也与皮肤保养不当(如滥用化妆品、暴晒等)有关。过去我们遇到有个别的患者,只要你用指甲轻轻地在手臂皮肤上划一下,立马会出现一道红线,既不肿,也不痒,不一会儿就消失了,这就是皮肤敏感。而过敏则不然,它常表现为荨麻疹、湿疹、接触性皮炎等。它们的发生可能与吃的东西有关,也可能与季节、药物、接触化学物有关,是自由基氧化嗜碱性粒细胞和肥大细胞而破坏了人体免疫系统造成的。

秋季皮肤过敏多。随着夏去秋来,温度湿度变化较大,大气中的孢粉又云集在我们周围环境中,这时女士们常会发生皮肤过敏。其表现为全身皮肤奇痒,起疹块和鳞屑,脱皮和面部红白不一等。

防止秋季皮肤过敏的首要原则是保持充足的睡眠和适当的体育锻炼。无论是使用化妆品,还是吃东西或品尝海鲜,都应当根据个人机体的状况和肤质特性加以选择。

支招:远离皮肤过敏。

支招 1:防止皮肤过敏应从保护皮肤开始。

大家要根据气候变化做好皮肤护理。无论是使用洗面奶,还是去脂强的洁肤用品,都不宜使用过多。否则,容易破坏皮脂膜而降低皮肤抵抗力,从而引发皮肤过敏。

支招 2:选择营养性护肤品可补充皮肤的营养,让皮肤不干燥、有弹性和不过敏。例如维生素 A 可防止皮肤干燥、脱屑;维生素 C 可降低血管脆性,减弱黑色素,使皮肤白净;维生素 E 能延缓皮肤衰老、舒展皱纹。护肤品中添加上述物质,在肌肤中同时起到多种作用而促进组织再生、抗衰老、维持皮肤的弹性,并能提高肌肤的免疫力。

目前市场上销售的化妆品,很多是用化学原料制成的。其中含有乳化剂、香精、色素、消毒剂、防腐剂等，这些都是诱发皮肤过敏的原因。其中香精是导致皮肤过敏的常见原因，浓的酒精对皮肤有刺激性，合成的防腐剂和有去死皮作用的果酸都对皮肤有刺激性。此外，随着年龄的增长，皮脂也会发生相应的变化。例如年轻时肌肤有一层弱酸性皮脂膜，它可以保持水分，并保护肌肤不受外界侵害；但是随着年龄的增长，这层保护膜的护肤作用日渐消退，致使过敏原容易借机入侵，从而引发过敏反应。

在购买化妆品时，要将说明书仔细浏览，以免使用后出现过敏反应。新买来的化妆品，要试擦，无任何不良反应后再使用。可先取一点刚买来的化妆品涂在手臂上，然后观察24小时，若无不良反应，如红肿痒等，你再大面积涂搽。遇到大面积涂搽后出现过敏反应怎么办？首先是立即停止使用这类化妆品，然后根据医生的建议使用抗过敏的药物。

支招3：皮肤敏感者最好少吃海鲜。

海鲜常常是引起过敏性皮炎、湿疹、荨麻疹的重要因素。大米、白面、鸡蛋、牛奶、肉类、水果等也会引起过敏反应。为了确诊你是不是对这些东西过敏，一是先自我观察，二是如果自己难以确定，就去医院请医生帮助查过敏原。有一点需要再申的是，查到的过敏原不一定就是你的过敏原因，而未查出的过敏原，你不一定就不过敏。所以，试验只能作为参考，要结合病史一并判断。

支招4：保护好皮肤青春魅力的小窍门。

切忌过度的去除角质。不用药性皂性类洗剂洗脸，最好使用乳剂或非皂性的肥皂。因为它可以调节皮肤的酸碱度，适用于肌肤。对磨砂膏去角质剂等产品要敬而远之。

不使用疗效强的产品。疗效太强的产品对敏感的皮肤有损无益，不仅起不到保养皮肤的作用，反而会增加皮肤的负担，致使皮肤的敏感性增强。

尽量避免使用化学组合的防晒霜。含有化学成分的防晒品容易引发皮肤过敏。敏感性肌肤的皮层较薄，对紫外线的防御能力差，所以，可在擦上基础保养品之后再用防晒霜。

减少皮肤刺激。皮肤干燥容易出现脱皮、裂纹和红肿，所以，应提前采取防护措施，如在用温水清洁皮肤后，及时涂上薄薄的一层润肤品。不接触过凉或过热的水，以防引发过敏反应。

平日多吃蔬菜、水果（图8－5）保持皮肤青春常在，少吃带刺激性强的辣椒、胡椒粉等。适量补充蛋白质。每天喝一杯牛奶，对牛奶过敏者可改服豆浆等营养品。

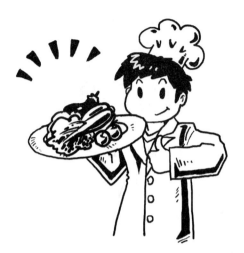

图 8 - 5　多吃蔬菜水果保护皮肤青春常在

不买劣质化妆品,不要经常更换护肤品。固定使用对你没有过敏反应的产品,若必须更换时,可参照上面所介绍的要点在皮肤上涂上少许新的护肤品并观察24 小时,待无任何过敏反应后,再开始使用。如用后出现过敏反应,即应立即停用该产品 (图 8 - 6)。

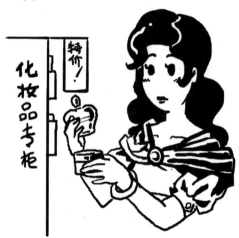

图 8 - 6　远离劣质化妆品

使用适应季节的产品。春季使用油脂少的产品,冬季则需要油质较多的护肤品,这样才能保护好皮肤。

减少精神压力。要劳逸结合,使心情舒畅,懂得知足常乐的道理,以保护皮肤健康。

避免吃任何已确定引发过敏的食物。

避免与强烈的阳光接触。夏季要备妥防晒用品。

一旦出现皮肤过敏，不要擅自用药，未经皮肤科医生诊治，不买含激素或荷尔蒙类的药物。

脸蛋儿泛红是怎么回事？

每逢春天到来，有些人就会发现自己的脸蛋儿有泛红的现象明显。其原因一是过敏（比如对花粉或灰尘过敏）；二是新陈代谢加快，血液流速加快，皮肤散热增加，也会引起脸蛋儿潮红；三是天气渐暖，人们运动量增大，日晒和温度升高都有关系；四是如果涂搽了含激素类的护肤品，也会引起毛细血管扩张。如果是由过敏引起，可在医生的指导下服用抗过敏药物，还要注意减少外出，避免与过敏原接触。外出前，可在皮肤上抹一些温和的防晒霜。防晒霜分为物理、化学和混合性三种类型。单纯的化学性防晒霜 PA 指数过高，易出现过敏。所以应选择混合性为宜。另外，防晒指数小于 15 的保护时限均不超过 1 个小时，所以需要反复涂抹。外出涂抹的防晒霜，进屋后，最好将其洗掉，这样可以减少防晒霜对皮肤的副作用。如由药物引起，则应马上停止使用该药。如系新陈代谢过快引起，可适量补充水分，以疏导和安抚肌肤，可选用具有补水功效的补水精华和面膜，减少使用营养过高的护肤品，停止使用去除角质的焕肤产品，不要用热水洗脸等。

2. 如何测试对化妆品过敏

测试对化妆品过敏的方法比较简单，多采用斑贴试验的方法。为了防止过敏反应的发生最好在医护人员的指导下进行。

方法：用 75% 酒精消毒皮肤，如测试人对酒精过敏可改用肥皂水擦洗。取一块折叠为 4 层约 $1cm^2$ 的消毒纱布，用蒸馏水或生理盐水浸湿后，将多余的水分挤掉，然后放上要测试的化妆品，敷放在被测试人的前臂伸侧或背部任何部位。然后，在测试纱布上加盖一块 1.5cm 的玻璃纸或塑料薄膜，用胶纸或胶布粘好、固定。于 48 小时或 72 小时后观察结果。如果局部皮肤出现刺痒或红斑为阳性反应，然后及时将纱布去掉。并将局部清洗干净。若试验局部无任何不良反应，则为阴性结果。

第五节　过敏革命

这里我们要重申一下过敏革命的意义。对于过敏的问题，科学界已吵吵嚷嚷了好几个世纪，但过敏病的发生率仍然不减当年，这真的有点儿让人纳闷。如今有的地区和国家过敏的发生率不仅没降反而上升。出现这一怪象的根源到底在哪儿？追根溯源，无论是诊断方法，还是当代治疗的措施，医学界对过敏性疾病的病种的研究远未达到理想的境界。我们对一些过敏患者还是摸着石头过河，走着瞧，以致使有些患者的诊断模棱两可，你说它是过敏，又不太像；你说它不是过敏，又有点像。如此一来，倒霉的还是一些患者，病痛解决不了，学不能上，工作三天打鱼两天晒网，老师和单位的人都另眼看待，一旦病长期治不好担心迟早要下岗。这可怎么办？

　　由于这些因素，我们在应付过敏的问题上非"闹个革命"不可。但所谓的"革命"并非流血牺牲。由于过敏的复杂性，医护人员可以改变原有的"坐堂"模式，走出医院大门，与广大患者成立联合战线，把患者科学地管理起来，建立疾病防治档案，随时观察患者的变化，随时解决患者面临的病痛。不再只是患者上门求医，而是医护人员主动出击，把患者的病痛在较短的时间内就地医好管好。医生和患者建立了友谊，患者对战胜疾病恢复了信心，患过敏病的人就会好得快一些，而不是"老牛拉破车"，慢慢悠悠的打脱敏针了。当然要想做到这一点，需要大量的人力、物力和财力，要有诸多方面的支持与配合（图8-7）。

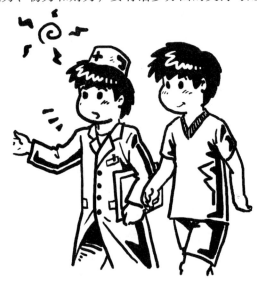

图8-7　医患本是亲密战友

　　另外，我们对待过敏的防治最好是选择中西医结合的模式，中医中药和针灸对一些过敏患者还是有一定疗效的，但似乎有的西医，对这方面较少研究，一门心思的仅从西医的角度考虑过敏病的医疗问题。治疗过敏病我们应当开辟中国人自己的路，不能老跟着洋人的屁股后面跑，我们要两条腿走路，这就是中西医结合的路。对于某些说不清楚的病，也不宜动不动就扣上过敏的帽子。过去有人把过敏扩大化是不可取的。

主要参考文献

［1］施锐，朱瑞卿．过敏实验与诊疗．北京：中国科学技术出版社，2007．

［2］施锐，朱瑞卿．花粉过敏症．北京：中国科学技术出版社，2009．

［3］施锐．过敏焉知非福．健康报，2008，10，13．

［4］施锐．运动时小心运动性过敏．健康报，2009，6，18．

［5］施锐．秋季型花粉症病因的初步调查．中华医学杂志，1965，51（6）：370．

［6］施锐，朱瑞卿，张金谈．花粉症．北京：人民卫生出版社，1984．

［7］施锐．IgE 与花粉过敏症（综述）．国外医学免疫学分册，1979，2（5）：251．

［8］施锐．测定人变态反应的体外试验方法（综述）．国外医学免疫分册，1980，3（4）：201．

［9］施锐．James L Bldwin：Some Aspects of Respiratory Allergy in Certain Areas of China（综述）．中国医学科学院、中国协和医科大学学报（英文版），1987，2（3）：178．

［10］施锐，张友会．On the Relationship between Type I Hypersensitivty and Cancer（综述），Asian Pacific J. Allergy & Immunology，1990，8：6．

［11］张友会，施锐，等．人体巨噬细胞的研究Ⅳ，单核细胞－巨噬细胞在淋巴细胞对有丝分裂原中的作用．中华医学杂志，1981，61，（10）：60.9．

［12］施锐．Clinical Allergy Research in the Peoples' Republic of China Today．瑞士第三届气传生物学国际大会，1986．

［13］施锐．Ⅰ型变态反应与肿瘤的关系．国外医学免疫学分册，1987，4：169．

［14］施锐，等．拟海龙提取物的试验研究：Ⅰ．对正常人外周血淋巴细胞转化的影响以及对人癌细胞株的抑制作用，中国海洋药物杂志，2，1993．

［15］施锐，等．拟海龙提取物的试验研究：Ⅱ．对小鼠腹腔巨噬细胞的激活作用和对移植性肿瘤 S180 的抑制作用．待发表．

［16］施锐，等．肿瘤与Ⅰ型变态反应关系的研究 Ⅰ．恶性淋巴瘤患者的血清总 IgE 水平．中国免疫学杂志，1988，4（3）：166．

［17］北京秋季型过敏性花粉症致敏花粉是什么？过敏性花粉症是怎样传播的？北京日报、光明日报，1962，8，17．

［18］北京秋季型过敏性花粉症主要由蒿属植物花粉引起．人民日报，1962，8，18．

［19］张庆松教授和变态反应学（含张庆松与施锐工作照）．光明日报，1957，4，30．

［20］Mygind N：Nasal Allergy，Blackwell Scientific Publications，Oxford，1979．

［21］Philip Fireerman，Atlas of Allergies & Clinical Immunology. Third Edition，2006．